리셋 *for* 미래 한국의료복지

체형에 맞는 옷으로 갈아입어야 할 시간

저자 윤인모

추천사

대한민국은 전 세계에서 유래를 찾아볼 수 없는 대단한 경제성장과 민주화를 동시에 이루어 낸 자랑스러운 나라이다. 경제 발전에 발맞추어 국가 복지의 큰 틀인 의료시스템 역시 세계 최고의 수준으로 발전했고 그 결과 국민의 평균 수명이 가장 긴 나라들에 속하게 되었다. 또한 전 국민 의료 보험 체계를 갖추고 국민 누구나가 불평등 없이 최고의 진료를 받을 수 있는 의료시스템을 운영하고 있어 미국 오바마 대통령이 부러워한 바도 있다.

이러한 발전은 강력한 행정력을 바탕으로 한 정부 주도로 이루어졌으나 획일적인 행정은 급변하는 환경에 적절히 적응하지 못하고 곳곳에 문제점들을 보이고 있다. 이러한 위기를 극복하고 미래에 더 나은 의료 시스템을 구축하기 위해 모든 관계자들이 열린 마음으로 토론하고 집단지성을 통한 이상적인 미래 의료시스템을 구상하고 준비하여야 만 하는 긴요한 시점에 와 있다.

저자와 만난 것은 강남성모병원 진료부원장으로 2009년 새로 개원할 서울성모병원 준비에 몹시 바쁘던 시절이었다. 저자는 전문의 자격을 취득한 전문의로서는 안정적인 의사의 길을 버리고 경영학 석박사를 취득하고 새 병원을 준비하는 책임컨설턴트 자격으로 만나게 되었다. 저자는 매우 젊은 나이에도 대부분 선배들인 임상 각과 교수들과 전략기획 토의를 성공적으로 이끌며 새 병원의 도약을 위해 각 과가 훌륭히 준비할 수 있도록 정말 헌신적으로 일하는 모습에 많은 감명을 받았던 기억이 생생하다.

이후 저자는 이에 머무르지 않고 대기업의 헬스케어 신사업 고문, 건강보험 심사평가원 미래위원회 위원, 보건복지 인력개발원 의사 경영자 과정 주임교수 등 다양한 이력을 쌓으며 우리 의료 시스템에 대한 혜안을 키워왔으며 최근에는 사회복지학 학위과정을 통해 또 다른 분야의 공부에 열중하고 있다. 저자의 이러한 다양한 경험과 학식은 한 분야만을 전공한 일반적인 전문가와는 완전히 다른 매우 폭넓은 시각으로 우리의 현실을 파악하고 미래를 조망할 수 있는 능력을 키워왔다고 생각된다

저자는 시대를 반보 앞서 온듯하다. 2005년도 한국 헬스케어 산업의 미래 경쟁력은 지금도 서점에서 필독되는 추천도서이며 2010년도에는 '대한민국 의료산업 세계의 강자를 꿈꿔라'는 우수학술도서로 선정되어 의료산업시대의 초창기에 중요 역할을 했다고 기억한다. 2020년도에는 한층 더 깊이 들어가 건강보험제도의 산적한 문제, 의료 4차 산업화에 난항의 길목에서 방향을 제시하기에도 벅찬 한국 의료복지제도의 혁신을 이야기하고 있다.

물론 국가의 의료시스템을 한 명의 전문가가 기획하고 이상적인 안을 내놓을 수는 없겠지만 이렇게 다양한 학식과 경험을 가진 저자의 헌신으로 전 세계 많은 국가들을 대상으로 광범위하게 수많은 증례들을 고찰하고 정리한 이 한 권의 책은 우리 의료의 미래를 내다보고 새로운 도약을 위한 정말 값진 제안서로 느껴진다. 보건 의료에 종사하거나 정책을 입안하는 많은 분들이 관심을 가지고 숙독해 주시면 우리 의료시스템이 좀 더 빠르게 한 단계 더 도약할 수 있는 기회가 되리라고 확신한다.

대통령직속 4차산업혁명위원회-디지털헬스케어 특별위원회 위원장
가톨릭의과대학교 서울성모병원 내과교수
대한당뇨병학회 이사장 윤건호

서 문

한국의료는 파티 중

의료보험법은 1963년 권위주의 정부에서 제정되었다. 이후 14년간 식물 법안 상태에서 유지된 후 1977년부터 본격적으로 제도화된다. 지난 2020-2021년 인류는 안타깝게도 전무후무한 어려움을 겪었다. 그러나 이 시기는 40년된 한국의료의 우수성을 보여준 무대이기도 하였다. 이는 한국 사회복지 비용이 GDP의 5%를 넘기 시작한 1998년(독일 1915, 영국 1910, 스웨덴 1921, 프랑스 1931)으로부터 불과 20년 정도 지난 시점이기도 하다. 한국의 의료는 현재 파티 중이다.

오래가지 못할 아쉬운 파티

2020-2021년은 한국의 GDP 대비 의료비가 OECD 평균*을 넘어설 전망이다. 한국의료의 급속한 의료비 증가율은 어제오늘의 일이 아니다. 2010년 이후 평균 GDP 성장률(3.31%)에 두 배가 넘는 급속한 의료비 증가율(6.69%)은 인지된 지 오래이다.

---

* OECD Health Statistics 2020 을 참조하면 2018년 평균으로는 OECD는 평균 8.8% 한국 7.6% 을 보고하였다. 2020년 한국 8.4%(잠정치)
(통계청.https://www.index.go.kr/potal/main/EachDtlPageDetail.do?idx_cd=1431, https://stats.oecd.org/viewhtml.aspx? datasetcode=SHA&lang=en),
OECD는 8.8%(estimatedhttps://stats.oecd.org/viewhtml.aspx?datasetcode=SHA&lang=en)

그러나 이에 대한 대책은 눈에 띄지 않는다. 2021년 이전에는 스스로를 위안하였다. '아직은 OECD 평균 이하' 임을 강조하면서 남은 시간을 위안으로 삼았다. 그러나 OECD 평균을 넘어가는 이번 연도가 지나면 대응논리는 바뀔 것이다. 아마도 'OECD 주요국 보다 편리하고 우수한 건강지표'를 강조하며 높은 의료비의 정당성을 주장할듯하다. 그러나 그러한 정당성 주장도 잠시 일듯하다. 그 이후 여전히 급격한 의료비 증가율과 의료자원 조달의 어려움 속에 서비스의 질이 대폭 떨어질 가능성이 높다. 이는 부담을 다음 정부로 넘기는 단순한 폭탄 돌리기 문제가 아니다. 미래세대 전가의 다른 표현이다. 게다가 주요 국가와 비교해 볼 때 구조와 운영 형태가 전혀 다른 한국의료의 미래는 이미 해법을 제시하기 어려운 방정식이 되었다.

한국의료-반드시 풀어야 할 고차방정식

한국의 의료비 증가는 운영 및 관리 수준에서 해결할 수 있는 단순 의료비 증가가 아니다. 그보다 한 단계 높은 구조의 관점에서 해법을 고민해야 하는 과제이다. 한국 정부도 많은 노력을 하였다. 그러나 번지수가 틀린 듯 하다. 구조 레벨에서 발생된 근본적 문제를 단순히 운영 관리 레벨에서 해결하려는 실수를 반복하는 듯 하다.

한 예로 제도 개선을 위한 노력은 첫발부터 증폭된 갈등에 부딪힌다. 이는 결국 000 협의회를 운영하는 것으로 마무리되는 예를 종종 관찰한다. 또한 수많은 젊은이가 풍운의 꿈을 품고 시작한 4차 산업 관련 스타트업은 부딪혀 실패하고 나면 그제야 거미줄 같은 구조를 조금 이해하기 시작한다. '해외에서도 잘 되니까', '한국도 잘되지 않을까'하는 바람 속에 시작된 헬스케어 스타트업은 백화점식 나열 수준에서 머물고 있다. 4차 산업의 문제가 아니다. 원인은 애써 외면해 오던 의료제도의 근본적 이유 때문이다.

다른 시각에서 보면 대한민국 국민은 미래한국의료를 위해서 어떤 역할을 하고 있을까. 애석하게도 의료에 관하서 국민이 관심 있게 결정한 적이 없어 보인다. 국민이 져야 할 부담과 반대급부로 받아야 할 서비스를 고려할 수 있는 환경이 아니다. 무조건 많은 서비스가 제공되는 것이 전체에 이익에 부합되는지도 판단하지 않는다. 이를 위한 이성적 공론화는 그림에 떡이다. 약자를 돕는 명분은 모든 합리적 비판을 무력화 시켰다. 사회시스템을 구휼과 베풂의 논리 속에 사회 재분배 측면에서만 강조하는 운영은 지속 가능하지 않다. 사회시스템도 건강해져야 한다. 의료제도는 찬밥 신세다. 아무도 관심을 가지지 않는 동안에 의료보장률 80%는 20년째 대통령 선거철에만 나오는 일시적 구호에 그치고 있다.

해법의 방향

의료시스템은 대략 다음과 같이 진화되고 있다. 과거 시장에 맡겨놓은 의료공급자(의사 등) 우위의 시대는 국민의 건강을 효과적으로 유지하지 못했다. 이를 대체한 제3자(주로 정부)에 의한 의료제도도 한계에 부딪힌듯하다. 인구구조의 변화, 세계화, 생산적 복지로의 전환 압력, 산업자본주의에서 금융자본주의 시대로의 전환 등이 그러한 원인들이다. 시대의 변화 속에 기존의 제도는 이미 한계를 보이고 있다.

수요공급에 맞춘 공급자 우위 제도의 실패 경험과 제3자 관리 제도의 한계

속에 남은 해법은 의료소비자의 역할에 대한 기대만이 남아있다. 의료소비자의 역할은 두 가지이다. 하나는 정치적 선택을 한다. 다른 하나는 의료기관(의료공급자)를 선택한다. 문제는 한국의 의료소비자는 이런 중요한 역할을 수행할 준비와 환경이 되어 있지 않다.

결이 다른 세 부류의 이해관계자인 정부, 공급자, 소비자는 시대에 따라 힘의 크기가 다를 뿐 갈등과 협력 속에 항상 공존해 왔다. 미래시대의 의료도 세 가지 크기의 힘을 어떻게 조율하고 이를 위해서 이해관계자를 어떻게 연결하고 그리고 어떤 역할을 하게 할 방법론적 이야기이다. 이러한 구조적 관점에서의 해결 방법은 의료의 강력한 게임 체인저가 출현하기 전에는 변하지 않을 듯하다.

이러한 흐름 속에 한국 정부는 미래를 어떻게 준비하고 있을지 궁금하다. 정부가 보여주는 정책을 보면 과거의 익숙한 방법의 답습이 아닌가 추측하게 한다.

정부에 의존적으로 만든 후 이후 소위 '보조금 공화국'을 통한 사회 인프라 확보의 선례는 어제오늘의 일이 아니다. 한국 정부에게는 익숙한 방법이다. 아마도 의료를 그렇게 하지 않을까 하는 유추를 가능하게 하는 부분이다. 그러나 옳고 그름을 떠나서 예측대로 진행은 어려울듯하다. 의료는 화학구조가 기존의 다른 분야와 확연히 다르다.

어머니가 둘인 한국의료

초기에 형식만 갖추어 권위주의 정부의 힘으로 밀어붙여 시작한 한국의료는 탈권위주의, 자유민주주의 시대에도 과거와 동일한 구조의 제도를 개선 없이 운영하고 있다.

의료제도는 권위주의 정부에서 태생했다. 그러나 아쉽게도 그 이후 자유민주주의 이념이 강해지는 시대에도 이에 맞게 변화하지 못하고 운영되었다. 제도는 통치이념 바탕에서 생성되고 운영된다. 이러한 관점에서 보면 한국의 의료는 태생은 권위주의 정부에서 하였지만 유지 및 발전은 자유민주 정부하에서 진행되었다. 어머니가 둘인 셈이다.

이러한 과정에서 제도의 개선없는 운영은 후유증이 발생되기 시작했다. 압축성장의 후유증은 경제에만 있는 것은 아니다. 급성장은 제도와 경제를 뿌리가 약한 식물로 자라게 한다. 이러한 압축성장의 후유증은 의료에서도 동일하게 나타나고 있다. 이제는 자유민주주의 시대를 넘어 더욱 복지국가 색깔이 짙어지는 시대이다. 이에 맞춰 개선하지 않으면 어머니가 셋인 상황으로 진행이 될 것이다.

그러나 한국의료는 성장하는 체격에 걸맞은 옷으로 맞추어 입어가는 민주주의적 변화를 시도해 본 적이 없다. 사춘기 지난 성인에게 어렸을 때 옷을 계속 입히고 있다. 한쪽이 찢어지면 깁고, 다시 터지면 덧대서 깁고 하는 것을 반복하면서 체격에 걸맞지 않는 옷을 입고 있다고 이야기 할 수 있다. 한국정부는 그동안 돈을 걷고, 나누는 일에만 집중했다. 제도를 만들 당시 권위주의 정부에서는 top down 방식의 제도 정착과 운영이 상대적으로 용이했을지 모른다. 그러나 현재의 시대에서는 이러한 top down 방식의 제도의 정착과 운영은 더욱 어려워지고 있다. 사회적 합의를 이끌어내는 고단한 과정을 거쳐야 하기 때문이다. 이것이 선진제도운영의 근간이지만 이 작업을 등한시했다.

한국은 이런 일을 해본 적이 없기에 더욱 어려운 일이다. 특히 시간이 많지 않은 정치인들은 이를 기다리지 않는다. 모여진 돈을 쓰는데 급급할 뿐이다. 마치 옆구리 터지고 있는 작은 옷 같은 현재 의료제도의 근본적 개선은 고려하지 못한다. 운영이 편하고 업적을 추가하기가 유리하기 때문이다. 그러나 변화한 시대에 맞게 넉넉하고 유연한 옷으로 개선해 주기 위한 시도조차 하지 않은 잘못은 피하기 어려울 것이다. 결국 연습 한번 해본 적 없고, 벤치마킹할 대상조차 찾기 어려운 상황을 극복해야 할 처지이다.

한 번의 실수-백년의 고통 - 미국 의료

우리가 선택할 수 있는 것은 두 가지이다. 능동적으로 변화할 것인지 아니면 흐름에 따라 수동적 강제 변화될 것인가이다. 경우에 따라서는 지금보다 나은 의료제도를 만들 수도 있는 기회도 있다. 이 과정에서 미국의 사례를 생각하지 않을 수 없다.

1930년대-40년대 세계 GDP의 절반을 차지하던 미국은 경제공황을 극복하는 과정에서 제도의 작은 빈틈으로 오늘날의 비효율적인 의료시스템을 가지게 되었다. 미국의 뼈아픈 실책은 4천만 명의 무보험자 양산과 세계 최고의 의료비를 지불하게 되었다. 그러나 오늘날의 한국의료제도가 미국보다 낫다고 안심하지 마라. 미국은 현재 의료비 상승폭을 상당 부분 줄여가고 있다.

글의 지향점

크게 세부분으로 구성되어 있다. 하나는 진단이다. 둘은 구조적 처방이고 셋은 소프트웨어적 체질개선 처방어 대한 제안이다. 이 책은 의료소비자 및 의료공급자의 미래 계획을 위한 좌표를 찍어보는 책이다. 책을 통해서 전달하고 싶은 것은 우리가 의료제도의 역사와 흐름에서 어느 정도에 서 있는지 X-Y-Z 축에서 입체적 사고를 통해 같이 고민해 보고 큰 흐름에 맞는 대안을 모색해 보는 것이다. 의료비 상승의 압박은 싫든 좋든 변화를 불러온다. 한국도 이러한 필연적 변화의 시기데 잘못된 제도를 시행함으로써 미국처럼 100년간 힘들어하지 않도록 의료소비자, 의료공급자, 정부가 조화를 이루는 방법에 대해서 이야기하는 것이 이 책의 목적이다. 위기는 위기임을 모를 때 위기이다. 위기를 빨리 깨달으면 위기를 극복할 확률을 더욱 높아진다.

도움을 주신 분.

대중을 대상으로 하지만 비교적 전문적 성격의 서적은 논문이 주지 못하는 통찰을 전달하기 용이한 장점이 있다. 뉴턴은 멀리 보려면 거인의 어깨에 오르라고 하였다. 이 책은 그런 과정을 거쳤다. 한국의료의 진단과 처방을 위해서 기존의 자료를 재구성하여 저자의 의도를 기술하고자 하였다. 이에 가장 감사드리는 분들은 주요국의 자료를 자세히 정리하여 출간해 주신 건강보험정책 연구원과 한국보건사회연구원, 의료정책 연구소의 위원들께 감사드린다. 22년 전에 보건정책 관련 용어의 정의 하나를 찾기 위해서 국회도서관에 갔었던 기억이 난다. 열정의 기억으로서는 훌륭한 추억이지만 시간이 너무 소요가 되었다. 그러나 상기의 자료는 전문가분들이 집필해 주신 자료답게 많은 도움을 받았다. 부족한 것은 해당 국가 거주 경험이 있으신 분께 인터뷰 및 추가자료를 통해서 도움을 받을 수 있었다.

의료에 대해서 오랜 시간 공부를 해온 팀도 있다. 구성원은 매우 다양하다. 산업과 공공, 대형 의료기관, 공공의료전문가, 의사 간호사 의료기기 CEO. 금융 등에서 같이 공부해 준 분들은 필자의 시각에 밸런스를 심어주셨다. 경영학 모임은 산업과 일의 진행에 대해서 의료 내부에서 느낄 수 없는 또 다른 시각을 제공해 주었다. 건강보험심사평가원 관련 모임에서의 분들은 의료 내의 다양한 장점과 단점을 현장과 바로 연결할 수 있는 시야를 제공해 주셨다. 누구보다 더 감사할 분은 옆에서 자료를 정리해 준 아내이다. 지면을 빌어 인사하기에 지면을 많이 할애할 수 없음이 미안한 뿐이다.

각장에서의 내용

I. 한국의료-끓기 시작한 냄비 속의 개구리

한국의료의 화려한 성적표 아래의 그늘 속에 숨겨진 문제점과 임계점에 다다른 한국의료제도의 환경을 살펴본다.

II. 의료제도 본질 및 복지제도 흐름

의료제도의 구성에서 가장 중요한 기본은 의료의 본질이다. 이러한 의료의 본질이 어떤 배경에서 출발되었는지는 추후 우리가 구성해야 하는 미래 한국의료의 진화된 구조에 가장 중요한 나침반이 되어줄 것이다.

III. 한국의료제도-역사, 구조, 진화 예측

한국의료제도의 역사를 살펴본다. 이를 통해서 한국의료구조의 상태와 문제점 및 이에 대응하는 정부의 대응을 예측해본다.

Ⅳ. 미래 한국의료의 기본1-구조

일반적으로 복지는 정부-복지수혜자의 단선적 구조가 가장 기본이다. 혹시 중간자가 존재하더라도 결정권은 매우 적다. 그러나 의료는 정부와 의료소비자 한가운데 매우 중요한 위치를 차지하고 있다. 이는 일반 복지의 중간자와 달리 중요한 결정권 및 수행자이다. 이러한 구조가 의료를 복잡하게 한다. 이러한 이해관계자의 연결의 형태에 따라서 의료제도가 달라져왔다. 여기서는 현재 현존하는 의료제도를 살펴봄으로써 미래 한국의료제도의 방향성을 가늠할 수 있다.

Ⅴ. 미래 한국의료의 기본2-소프트웨어

1. 가치사슬-군(郡) 단위 경쟁-How to operate에서 How to connect로

   의료제도는 다양한 이해관계자가 있다. 소비자의 선택이 혁신동력으로 되어 극대화되기 위해서는 이러한 이해관계자는 전략적 목표를 가지고 서로 연결되어 소비자의 니드를 맞춰야 한다. 빠르고 까다로워진 소비자의 니드를 따라잡는 방법은 연결과 협력이 가장 유용하다. 이에 의료의 목적에 맞는 시스템 구축을 위해서 가치사슬의 개념을 소개한다.

2. 경쟁론

   소비자의 선택은 공급자가 제대로 된 경쟁을 하는 환경에서 보장될 수 있다.

   경쟁과 선택은 서로 동전의 다른 한 면이다. 소비자 선택권은 경쟁의 구도를 제대로 제공할 때 보호받을 수 있다.

3. 민간유치

의료제도는 공공의료가 주로 관심사이다. 그러나 공공의료만으로는 의료제도를 유지하기 어렵다. 예를 들면 공공의료제도가 강한 국가의 문제점으로 대기 환자의 누적을 들 수 있다. 이러한 문제점을 주요국에서는 민간의 참여를 통해서 해결하려 한다. 이장에서는 이러한 예로서 누적 대기 환자가 민간자원 유치를 통해서 해결할 수 있는 주요 포인트임을 설명하고 있다.

4. 선택권

선택권이 혁신 엔진이 되기 위한 필요조건을 이야기한다. 선택권은 표준화와 개인의료기록의 쉬운 이전이 가능해야 그 힘을 발휘할 수 있다.

이러한 내용이 변화를 순풍으로 활용할 수 있는 밑알이 되기를 작게나마 소망해 본다.

2021. 10. 연구실에서

목 차

I

한국의료

끓기 시작한 냄비 속의 개구리, 냄비 속의 파티를 언제까지 할 수 있을까

1. 우수한 한국의료
2. 끝이 보이는 파티

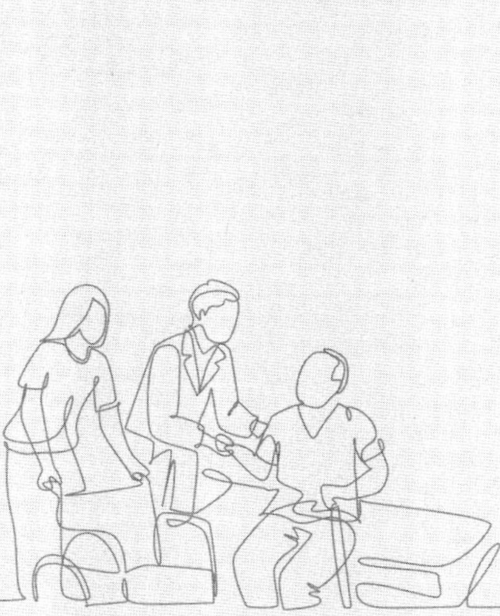

수천 년간 질병에 당해온 의료가 주술에서 벗어나서 본격적으로 발전한 것은 산업혁명이 시작된 250년 전부터이다. 방적기, 증기기관, 제철공정의 석탄 사용 등으로 상징되는 산업혁명은 인간의 삶을 혁명적으로 변화시켰다. 산업혁명은 부의 지도와 사회의 구조 변화, 정치체제의 개선까지 거의 모든 분야를 획기적 변화시킨다. 유럽의 의료 발전 역사도 이때부터 본격적으로 시작된다.

1 우수한 한국의료

가. 현대 의료제도의 발명-서양 의료 250년

1) 제도적 측면

(1) 구휼에서 권리로

위정자의 구휼과 베풂의 상징이었던 의료는 19세기 말 이후부터 본격적으로 변화한다. 이 시대 혁신을 이끈 다양한 발명품 중에 특히 의료제도는 최대의 의료 발명품이라고 해도 과언이 아니다. 사회의 변화 속에 인본주의가 강조된 철학과 이념, 우리 사회가 추구하는 가치 등이 녹아있는 시민 투쟁의 산물임과 동시에 제도적 발명품이다.

의료를 더욱 제도로서 발전시킨 것은 복지 개념의 도입이었다. 유럽은 빠른 속도로 의료보험 제도를 도입하여 의료시스템을 정비한다. 독일은 1883년 의료보험, 1884년 산재보험, 1889년 공적연금을 필두로 하여 정비하였고,[1)]

1) 심상용,심석순,임종호 저 (2016). 사회복지 발달사 학지사. 206p

영국은 1911년 의료보험, 실업보험을 시작으로 의료혜택 전달을 위한 국가 시스템을 정비하기 시작하였다.

1628년 의사이자 저널리스트인 프랑스의 테오프라스트르노도는 일자리 신문을 만듦과 동시에 극빈자를 위한 무료진료소를 만들었다.[2] 1799년 단두대를 개발한 기요탱은 프랑스에 예방접종 협회도 세움으로써 시민을 질병으로부터 보호하려고 노력하였다.[3]

또한 International Sanitary Conferences(1851.6)설립, Pan-American Sanitary Bureau(1902), Office International d'HygiènePublique(1907)이 설립되었다.[4] 국제 보건 의료활동도 활발했다. 대표적으로 세계보건기구의 활동이 있다. 세계보건기구는 1948년에 7월에 UN 산하 기구로 출범하여 현재 194개국이 가입되어 있다.[5]

의료제도에 투입되는 비용은 복지국가의 비용이 증가하면서 같이 증가한다. 대략 국가의 GDP에서 3%, 5% 가 복지에 투입되면 복지국가에 진입하였다고 표현한다. 한국은 유럽보다 약 50-80년 늦은 20세기 말 이들 복지국가의 대열에 합류한다.(표 1-1)

---

2) 장노엘 파비아니 2019 의학의역사 한빛비즈 215p
3) 장노엘 파비아니 2019 의학의역사 한빛비즈 43p
4) https://en.wikipedia.org/wiki/World_Health_Organization를 참조
5) https://www.who.int/about/what-we-do

표 1-1 Social expenditure at the birth of the welfare state

	Social expenditure ≥3% GDP	Social expenditure ≥5% GDP
Germany	1900	1915
Switzerland	1900	1920
United Kingdom	1905	1920
Sweden	1905	1921
Denmark	1908	1918
New Zealand	1911	1920
Norway	1917	1926
Netherlands	1920	1934
United States	1920	1931
France	1921	1931
Australia	1922	1932
Belgium	1923	1933
Italy	1923	1940
Finland	1926	1947
Austria	1926	1932
Japan[a]	-	1972
Korea[b]	1990	1998

[a] Japen from CWSD (Comparative Welfare State Dataset) 1960-2000
[b] Korea from OECD SOCX 2009. Source C.Pierson (1991: 111)

출처: The Political Economy of the Small Welfare State in South Korea(Cambridge University Press, 2017)Jae-jin Yang 29p인용

20세기에도 주요국들은 의료의 양과 질을 더욱 발전시킨다. 영국은 보편적 가치 보장을 유지하고 있고, 이스라엘은 1차 의료에서 강점을 보여준다. 브라질의 지역사회 기반 서비스, 호주의 정신보건, 미국의 연구개발, 싱가포르의 의료 관련 정보통신기술, 프랑스의 접근권, 일본의 노인의료 등은 각국이 벤치마킹하고 있는 우수제도이다.[6]

(2) 국가재정의 중심축-의료비용

이렇듯 지속적인 노력 속에 의료 관련 예산은 대부분 국가의 정부 지출 중

6) Mark. B. 완벽한 의료를 찾아서(IN SEARCH OF THE PERFECT HEALTH SYSTEM) 청년의사 2016 23p

가장 많은 비중을 차지하고 있다.[7] 더욱더 눈여겨볼 것은 의료 및 관련 예산은 점점 더 증가한다. 주요국을 살펴보면 프랑스는 1995년의 프랑스의 국방비의 예산 비율은 4.59%에서 2010년 3.30%로 오히려 감소한 반면 의료제도 관련 예산은 13.01%에서 14.08%로 늘었다. 프랑스뿐만이 아니다. 독일의 국방예산은 비슷한 기간에 14% 정도 감액, 노르웨이는 33% 감액, 스페인은 25% 감액, 영국과 스웨덴은 각각 25%, 20% 가 축소되었다. 반면 의료 관련 예산은 8%에서 38%까지 비율이 증대되었다.[8]

그림1-1보면 글로벌 예산집행의 흐름을 좀더 직관적으로 이해할 수 있다. OECD는 중앙정부의 지출을 총 10개 항목(General public services, Defence, Public order and safety,Economic affairs, Environmental protection, Housing and community amenities, Health,Recreation, culture and religion, Education,Social protection)으로 분류하고, 이를 GDP 대비 지출비율(%)로 비교하여 매년 보고한다. 대부분 일정비율을 유지하고 있으나 국방(defense)의 경우에는 오히려 감소가 되고 있다. 그러나 건강부문 지출은 꾸준히 늘고 있다. 대부분의 복지국가에서는 의료 관련 예산은 국가 재정에서 가장 큰 비율을 차지하고 있고 그 비율은 점점 늘어가는 추세이다.

7) Joan Costa-Font, GilbertoTurati and Alberto Batinti 2020The Political Economy of Health and Healthcare The Rise of the Patient Citizen ISBN 978-1-108-47497-9. University Printing House; Cambridge CB2 8BS, United Kingdom 113-114 참조

8) https://data.oecd.org/gga/central-government-spending.htm#indicator-chart

그림 1-1 OECD 주요국의 국방비 와 건강관련 지출의 흐름

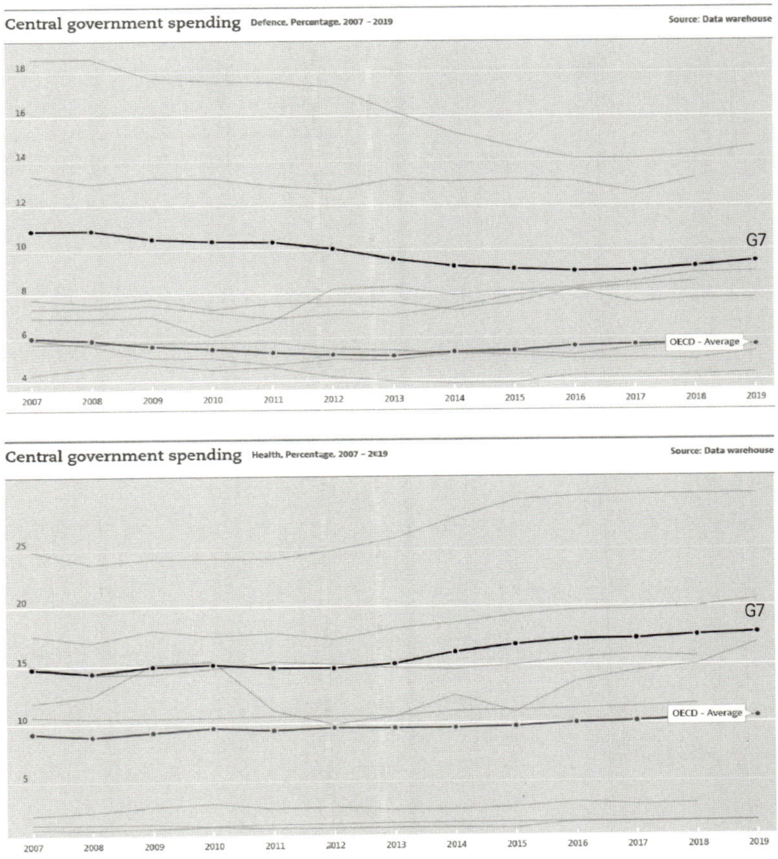

출처: https://data.oecd.org/gga/central-government-spending.htm#indicator-chart

2) 기술적 측면

1차 산업 시대와는 달리 수천 배 성장한 산업자본은 의학의 발전도 가속화시켰다. 18세기의 영국의 의학자 에드워드 제너,[9] 19세기 프랑스의 미생물학자 파스퇴르,[10] 독일의 미생물학자 로베르트 코흐[11] 등이 이때의 학자이다.

9) Stefan Riedel (2005) 'Edward Jenner and the history of smallpox and vaccination' Proc (Bayl Univ Med Cent)v.18(1); Jan 21-25 참고

1894년 흑사병의 원인균을 발견한 예르신도 이 시대의 인물이다.[12] 1832년에는 이 시기에 10만 명의 목숨을 앗아간 콜레라와 이를 극복하는 과정에서 정맥주사가 개발되기도 했다.[13] 존 스노[14]는 콜레라의 원인으로서 우물을 지목하면서 역학적 방법으로 질병을 극복하는 선례를 남기기도 하였다. 이후 1885년에 스페인의 의사 하우메페란은 콜레라 백신을 개발하였다.[15]

1,2차 세계대전 이후 인류는 의료기술 분야에서는 이전과는 차원이 다른 발전을 이룬다. 가장 대표적인 것을 열거해보면 1941년 페니실린, 1949 코르티손, 1950 흡연과 폐암 관련성, 1952소아마비 유행과 집중치료와 chlorpropamazine을 이용한 조현병 치료, 1955 개심술, 1961 고관절 치환술, 1963 신장이식, 1964 뇌졸중예방, 1971 소아암완치, 1978 시험관아기, 1984 헬리코박터의 발견 및 치료 등이다.[16] 심지어 의학은 생명 연장의 꿈에도 도전하기 시작했다. 비록 사회계층의 건강격차, 의료자원의 불균형 배치, 제약사의 산업화 등 얼룩도 있다. 그러나. 최근 250년간의 의료 발전은 2500여 년간의 인류 역사에서 하나의 거대한 피크를 이루었다. 서양 의료는 눈부시게 발전하였다.

---

10) Feinstein, S (2008). Louis Pasteur : 미생물학의 아버지. Enslow Publishers, Inc. 1-128 쪽. ISBN 978-1-59845-078-1.

11) 장노엘 파비아니 2019 의학의역사 한빛비즈 53p. Brock, Thomas. Robert Koch (1999), A life in medicine and bacteriology. ASM Press: Washington DC, Print.

12) 장노엘 파비아니2019 의학의역사 한빛비즈 48p

13) 장노엘 파비아니2019 의학의역사 한빛비즈 50 p, MacGillivray, Neil (2009). "Dr Thomas Latta: the father of intravenous infusion therapy". Journal of Infection Prevention. 10 (1_suppl): S3–S6. doi:10.1177/1757177409342141. ISSN 1757-1774.

14) 장노엘 파비아니2019 의학의역사 한빛비즈 51p

15) 장노엘 파비아니2019 의학의역사 한빛비즈 53p

16) The rise and Fall of Modern Medicine (2nd edition) By james Le Fanu의 Korean edition 현대의학의모든역사제임스르파누 강병철 옮김 ㈜알마

나. 250년을 추월한 한국의료 50년

1) 우수한 OECD 성적표

서양의 주요국은 OECD 주요국으로서 의료제도 측면에서도 글로벌 기준으로 여겨지며 다른 나라의 벤치마킹 대상이었다. 그러나 한국도 길지 않은 시간 노력한 결과 과거에 비하 뛰어난 발전을 이루었다. 2000년 초 세계보건기구(WHO)는 세계 각국의 전반적인 국민건강수준, 국내 계층 간 의료혜택의 형평성, 환자 만족도와 의료체계 효율성간 연관성, 소득수준과 의료 서비스 단계의 비교, 국내총생산(GDP) 대비 1인당 의료 비용분담 등과 같은 평가기준을 바탕으로 각국의 의료체계를 비교한 적이 있다. 이 보고서를 보면 당시 한국은 191개국 중 58위를 기록하였고 프랑스가 가장 높은 성적을 받았다.[17)]

그러나 최근 2020년에는 한국을 최상위권으로 평가하는 자료도 보고되기 시작했다.[18)] 매년 발표되는 OECD의 데이터를 보아도 가장 저렴한 원가, 적은 의료진(의사, 간호사 수)으로 건강지표면에서는 오히려 더 높은 수준임을 알수있다.[19)]

17) WHO 연례보고서 2002 1p

18) http://www.bosa.co.kr/news/articleView.html?idxno=610689의 표를 참고함

19) 표 OECD 건강의사수,1인당 의료비,경상의료비lgDP대비-OECD헬스데이터 요약본 2020년 재인용

그림 1-2 OECD(2020)의 한국의 건강지표 일부

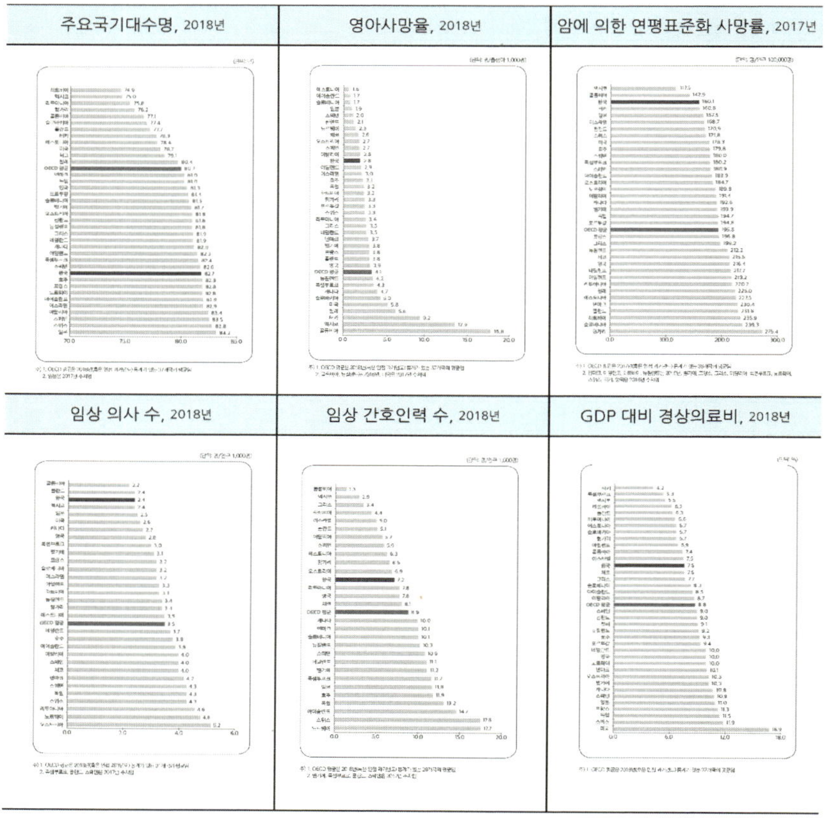

참고: 비교를 위해서 OECD자료를 인용하였다.(black bar-한국, grey bar-OECD평균)

물론 OECD는 한국의료에 대해서 몇가지 미진한 점을 지적한다. 의료진수(의사수, 간호사수) 증원 권고, 공공의료기관 충원 권고, 개인경상의료비의 비율 축소 권고 등 각종 권고안을 매년 거의 반복적으로 지적한다.

물론 필자는 다 동의하지 않는다. 의료 사용이 과다하고, 정밀검진 기계가 좀 많다고 하는 것은 단점만 존재하는 것은 아니다. 의사 면담을 줄이고 검사를 하는 것이 국민건강에 좀 더 유리할 수도 있다. 게다가 검사까지 포함해도 의료

비가 낮다면 이는 한국의 의료제도가 더 우수함을 주장할 수도 있다.(그렇다고 필자가 이를 동의하는 것은 아니다. 그리 심각한 오점은 아니라는 의미이다)

2) 우수한 COVID-19 성적표

1900년 초 인류를 강타한 스페인 독감에서 벗어난 지 정확히 100년이 지난 상황에서 재난적 사태가 발생했다. 인명피해는 전쟁 사망자와 비교해야 규모가 가늠될 정도이며, 경제적 타격은 웬만한 국가는 파산에 몰고 갈 정도의 충격이었다. 그러나 이러한 확산 초기에 한국의 대처능력은 유럽과는 달리 뛰어났다.

한국은 두 번의 판데믹 상황(2020년 3월 2020년 12월)에서 백신도 없고 국가 봉쇄도 행하지 않은 상태에서 그래프상에서 환자 수가 가파르게 증가하는 예봉을 꺾은 유일한 국가이다.(그림 1-3)

그림 1-3 COVID-19 2020년 3월과 4월의 감염자 증가치 비교

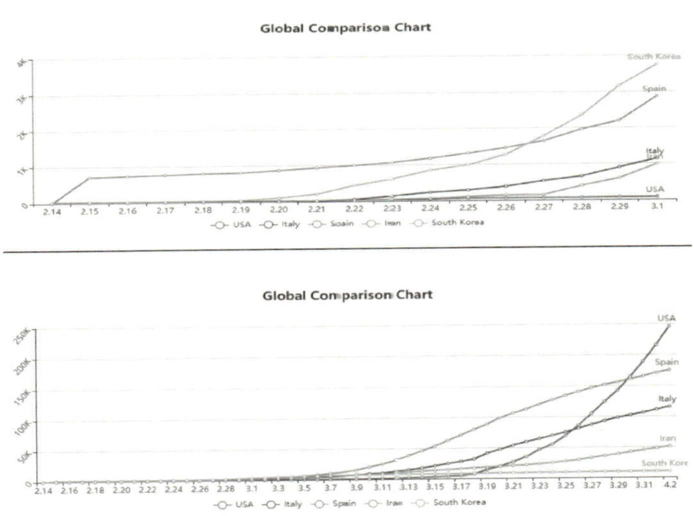

출처: https://coronaboard.com/

이를 바탕으로 판데믹 상황 이후의 예측되는 경제 회복력도 주요 국가 중에서 가장 뛰어났다. (그림 1-4)[20]

그림 1-4 한국 2021 경제전망

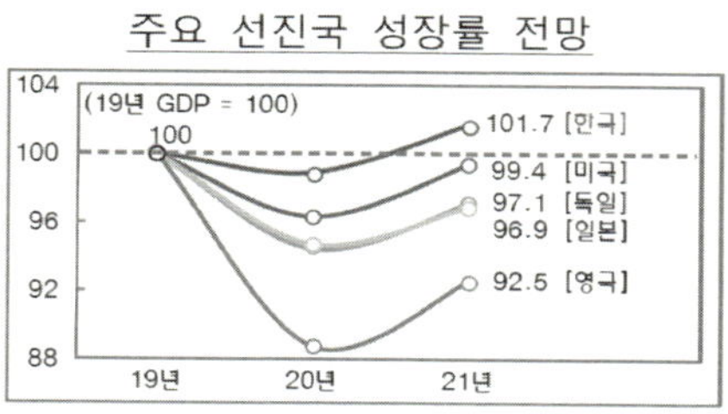

출처: 기획재정부 2021경제전망

사스와 메르스를 통해서 얻어진 방역체계의 보완은 이번에 코로나에 그 결실을 본듯하다. 정보의 컨트롤 타워도 훌륭하고 시민의식도 뛰어나다. 마스크 착용92%라는 경이적인 기록은 한국의 수준 높은 시민의식을 상징한다. 오히려 마스크는 2020년 최고의 패션 아이템이었다. 한국은 의료진과 병상수급 등은 잡음은 있었지만 다른 나라처럼 심각하지는 않다.

한국의 가치는 핵 군사력이나 경제력의 하드파워가 아닌 미래의 국력 가늠자인 소프트파워 강국의 한 단면을 보여주었음에 있다. COVID-19 대응의 대부분에서 한국의 의료가 단순히 외형적으로 우수한 수준이 아니라 실질적으로 '한국의 우수성'을 보여주기에는 충분했다. 250년의 유럽 의료보다 50년의 한국의료가 우수한 부분이 있음을 확인시켜주는 기회였다.

20) 기획재정부 2021경제전망

2 끝이 보이는 파티

프랑스의 유명한 요리 중에 삶은 개구리 요리(Grenuille) 가 있다. 이는 개구리를 산 채로 냄비에 넣고 조리한다. 처음부터 뜨거운 물을 넣으면 개구리가 뛰어나오지만 처음에는 개구리가 가장 좋아하는 15도씨부터 서서히 가열하다 보면 개구리는 자기도 모르게 잠을 자면 삶아진다.

미국의 코넬대학의 스콧(Scott Bywater) 교수[21) 이를 실험을 통해서 확인했다. 그는 자유를 빼앗아 버린 것도 아닌데 왜 가만히 앉아서 개구리는 탈출하지 못하는가를 설명하고자 했다

실험 결과 개구리는 체내의 위험 감지 기관이 갑작스러운 변화에만 반응하고, 서서히 일어나는 변화에는 대응할 수 없는 구조로 되어 있기 때문이라고 하였다. 간단한 결론이지만 우리에게 시사점이 크다.

한국의료도 생태계 온도 변화 경고 사인이 지속적으로 보고된다. 그러나 반응하지 못하는 개구리의 감각기관처럼 한국은 이러한 자극에 대처하지 못하는 삶은 개구리 증후군(Boiling frog syndrome)에 빠진듯하다. 게다가 올해는 먼 미래의 일이라고 느껴졌던 GDP 대비 평균 경상의료비도 OECD 평균을 넘어설 것이 확실시된다. 대비하지 못하는 것은 의료공급자, 정부, 의료소비자의 공동책임이다.

21) 유사한실험이 여러학자에 의해서 시험되었다(1869 독일 프리드리히 골츠 (Friedrich Goltz),Heinzmann 1872 년, 1888 년에William Thompson SedgwickEdward Wheeler Scripture 1897, 더글러스 멜튼 1995 등) 그리고 그에 따라 주장하는 바도 다르다. 다만 boiling frog syndrome은 자극에 반응하지 않다가 참사를 당하는 상황의 비유로서 자주 사용되고 있다.

가. 끓기 시작한 냄비-한국의료제도

1) 브레이크 없는 한국의료비-결국 OECD 평균 의료비(GDP 대비) 추월

1970년부터의 GDP 대비 경상의료비는 꾸준히 증가해왔다. GDP 대비한 것이므로, GDP 증가율을 고려하지 않고 의료비만 보면 곡선의 기울기는 더 급경사가 된다. 그러나 한국은 높은 경제성장률을 바탕으로 의료비의 급격한 증가를 잘 견뎌왔다. 표 1-2에서 2000-2010년 사이에는 의료비 상승률은 높은 경제성장률을 바탕으로 견딜 수 있었다. 이시기에는 GDP 성장율이 9.1%, 6.8% 로서 경상의료비 증가율 3.9% 5.9% 보다 월등히 높았다.

그러나 2010년도 이후에는 상황이 달라진다. 표 1-2를 보면 2010년부터 성장률과 의료비 상승률의 괴리가 심해진다. 2010-2020년 사이에 GDP 성장률은 평균 3.31 %이다. 그러나 이 시기에 의료비 상승률은 6.69 % 로서 국민생활 부담이 가중되었다. 그림 3-1을 보면 이러한 차이가 점점 벌어지는 것이 가장 큰 문제점이다.

표 1-2 한국의료비 증가율-실제, GDP 대비 증가율, 경제성장률

	1980	1990	2000	2010	2011	2021	2013	2014	2015	2016	2017	2018	2019	2020	2010-2019년 평균
경상의료비실제증가 (단위 조원)	1.4	7.3	25.4	78.3	83.5	88.3	93.8	101	110	120	131	143	154		
경상의료비증가율 (GDP 대비, %)	3.5	3.7	3.9	5.9	6.0	6.1	6.2	6.5	6.7	6.9	7.1	7.5	8.0		6.69
경제성장률(%)	-1.6	9.9	9.1	6.8	3.7	2.4	3.2	3.2	2.8	2.9	3.2	2.9	2	-1	3.31

출처: 보건복지부 『2017년 국민보건계정』, OECD Health Statistics 2019
주석 : 1) 2011년 기준 추계부터 공급자 센서스 기반인 경제총조사 결과를 기본 자료원으로 활용하였고, 시계열 유지를 위해 과거년도 수치 수정으로 과거년도 발표수치와 차이 있음
2) 2019년은 잠정치임

더욱 심각하게 받아들여야 하는 부분은 그동안 한국 정부가 개선대책을 시행하였음에도 불구하고 개선되지 않았음에 있다. 전략적 방향을 다시 검토해야 할듯하다.

우리가 개선하지 못하는 사이 주요 선진국의 의료비는 상황이 반전되었다. 주요국의 GDP 대비 공공의료비의 상승세는 현저히 낮아져, 관리가능한 수준으로 유지되고 있다.(그림 1-5)

그림 1-5 OECD health spending as a share of GDP, 2003 to 2019 (estimate)

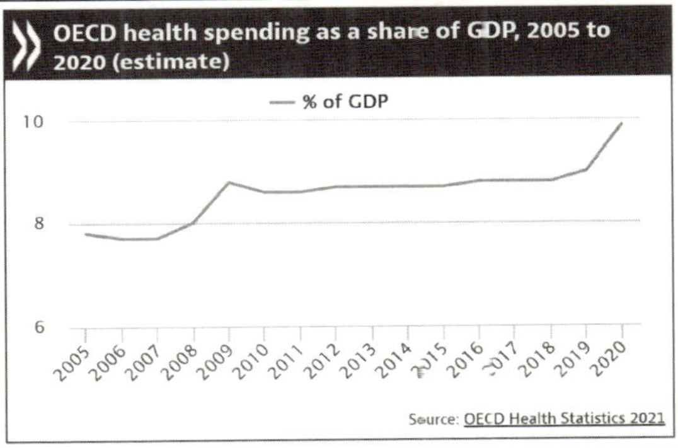

출처 : OECD Health Statistics 2021

그림 1-6은 2017 한국 의료 질 보고서[22]에서 나온 의료비 증가율이 가장 높은 상위 11개국을 선택하여, 의료비 가계직접부담 비중(%)을 비교 한 것 이다. 표를 보면 G20 국가 중 터키와 일본 한국 정도가 포함되어 있다. 이들 세 국가를 제외하고 살펴보면 의료부분에서의 제도적 안전성은 한국이 한참 뒤쳐지고 있음을 쉽게 이해 할 수 있다.

22) 2017 한국 의료 질 보고서 강희정외 한국보건사회연구원

표 1-3은 단순히 OECD 데이터로 추산해보면 우리가 멀다고 안심하던 OECD 평균치는 1년 안에 추월할 것은 당연하고, 일본은 2028년, 영국은 2038년, 미국은 2041년에 추월하게 됨을 예측 할수 있다. 현재의 상태의 속도라면 한국은 이들 국가를 제치고 가까운 시일안에 GDP 대비 경상의료비(%) 1위에 오를듯하다.

한국은 이렇게 생각해 왔다. '아직은 OECD 평균보다 낮아. 시간이 좀 있어, 다음 정부 때 대책을 세우겠지' 그러나 OECD 평균보다 높아진 이후에는 아마도 다음과 같이 바뀔듯하다. 'OECD 평균보다 조금 높지만 의료 서비스는 매우 훌륭해, 그러니 비용을 좀더 내도 된다'라고 이야기를 할 것이다. 그리고 좀 더 시간이 지나면 '우리는 주요국보다 복지 비용이 아직 절반(2021년 현재 기준)도 지출하지 않으니 좀 더 내도 된다…'. 이 아닐까 추측한다.

그러나……………………………………그 이후의 멘트가 궁금해진다.

그림 1-6 GDP대비 경상의료비 증가율(%)와 가계직접부담비중(%) 비교

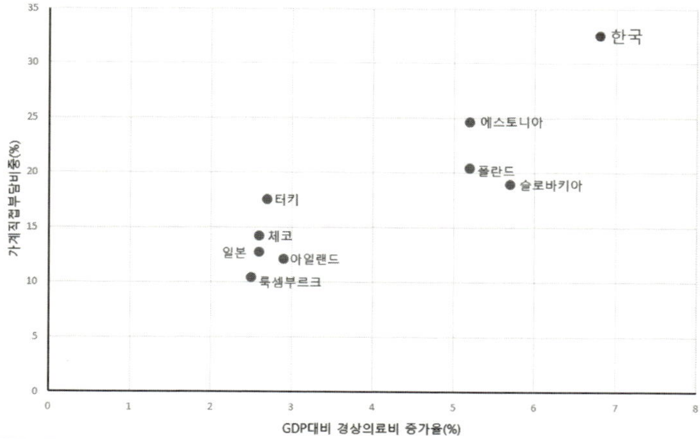

출처: 2017 한국 의료 질 보고서 316p 표 참조 (한국 보건사회 연구원, (강희정 외) 316p와 OECD 2020 보고서를 참고하여 저자 재구성함

표 1-3 한국의 주요국 의료비 증가율과 동일해지는 추정 시점

연도	한국	영국	미국	일본	OECD평균
2012		8.4%			
2013	6.2%	8.6%	16.2%	10.8%	8.7%
2014	6.5%	8.9%	16.3%	10.8%	8.7%
2015	6.7%	9.1%	16.5%	10.9%	8.7%
2016	7.0%	9.4%	16.6%	10.9%	8.8%
2017	7.3%	9.6%	16.8%	11.0%	8.8%
2018	7.7%	9.9%	16.9%	11.0%	8.8%
2019	8.0%	10.2%	17.0%	11.0%	8.8%
2020	8.3%	10.5%	17.2%	11.1%	8.8%
2021	8.7%	10.8%	17.3%	11.1%	8.9%
2022	9.1%	11.1%	17.5%	11.1%	8.9%
2023	9.4%	11.4%	17.6%	11.2%	8.9%
2024	9.9%	11.7%	17.8%	11.2%	8.9%
2025	10.3%	12.0%	17.9%	11.3%	9.0%
2026	10.7%	12.4%	18.1%	11.3%	9.0%
2027	11.2%	12.7%	18.2%	11.3%	9.0%
2028	11.7%	13.1%	18.4%	11.4%	9.0%
2029	12.2%	13.4%	18.5%	11.4%	9.0%
2030	12.7%	13.8%	18.7%	11.5%	9.1%
2031	13.2%	14.2%	18.9%	11.5%	9.1%
2032	13.8%	14.6%	19.0%	11.5%	9.1%
2033	14.4%	15.0%	19.2%	11.6%	9.1%
2034	15.0%	15.4%	19.4%	11.6%	9.1%
2035	15.7%	15.9%	19.5%	11.7%	9.2%
2036	16.3%	16.3%	19.7%	11.7%	9.2%
2037	17.0%	16.8%	19.8%	11.7%	9.2%
2038	17.8%	17.2%	20.0%	11.8%	9.2%
2039	18.5%	17.7%	20.2%	11.8%	9.3%
2040	19.3%	18.2%	20.4%	11.9%	9.3%
2041	20.2%	18.7%	20.5%	11.9%	9.3%
2042	21.0%	19.2%	20.7%	12.0%	9.3%

출처: 연평균 증가율은 기준수치 OECD 헬스 데이터 2020년의 자료를 기초로 역산하여 산출한 것임. 자료마다 다르다. 이에 OECD 헬스 데이터를 기준으로 영국은 2012년, 2017년치를 사용(2012년, 2018년치는 동수이므로 산정불가함) 다른 국가는 2013년, 2018년 수치를 이용하였다. 한국 2013년 6.20%, 2018년 7.60% / 영국 2012년 8.40%, 2017년 9.60% / 미국 2013년 16.20%, 2018년 16.90% / 일본 2013년 10.80%, 2018년 11.00% / OECD평균 2013년 8.70%, 2018년 8.80%.

2) 갈림길에선 한국의료-헌법재판소 판결이냐 vs 문재인 케어냐.

우선 헌법재판소 판결과 현재의 문재인 케어가 어긋났다고 시끄럽게 하기 위함은 아니다. 정부 제도와 헌재 판결이 배치되는 경우는 전 세계에서도 찾아보기 어렵지 않다. 독일, 캐나다, 스페인 또는 이탈리아와 같은 국가에서는 중앙과 연방정부 간에 헌법상 갈등이 일상적으로 발생한다.[23] 이는 대부분의

헌법이 미래의 모든 갈등을 예견할 수 없는 '불완전한 계약'이기 때문이다.

헌법에 명시되어 있다고 모든 것이 제도화되는 것은 아니다. 이런 경우는 알맞게 합리적인 토론을 통해서 찾아나가면 된다. 필자가 강조하고 싶은 것은 해당 제도의 옳고 그름이 아니다. 한국의료가 어떤 분기점에 서있음을 경고해 주는 신호로 받아들여야 한다는 점이다.

3) 가장 큰 변화-주요 이해관계자의 생각의 변화

주요 이해관계자인 정부는 개선에 대해서 예전이나 지금이나 방향성과 속도에 뚜렷한 변화를 보이지 않는다. 시민들도 정부와 의료공급자를 바라보는 시각도 크게 변함은 없다. 그러나 의료공급자, 특히 의사들의 생각의 결은 많이 변했다. 과거의 화려했던 수식어는 잊힌지 오래다. 경쟁자가 많은 직업 속에 자격증만 남았다. 과거에 비해 여유는 많이 없어졌다. 이들은 이미 의사라는 직업을 통해서 계층 이동을 꿈꾸기에는 늦었다고 생각한다. 이는 40대 미만의 의사에게 확연히 나타난다.

아마도 의료소비자는 이에 대해 수긍하지 못할 것이다. 아직도 의사들의 급여 및 처우는 높다고 생각하고 있다. 실지로 평균보다 높다. 그리고 전문직 특성상 늦은 나이까지도 현업 종사가 가능하는 등 유리한 점이 많다. 이에 의과대학의 인기는 역사상 고점을 기록중이다. 이에 의사들의 수입을 낮추면 의료비 증가를 억제할 수 있다는 논리도 힘을 받는다. 또한 높은 급여를 받는 의

---

23) Joan Costa-Font, GilbertoTurati and Alberto Batinti 2020The Political Economy of Health and Healthcare The Rise of the Patient Citizen ISBN 978-1-108-47497-9. University Printing House; Cambridge CB2 8BS, United Kingdom 78p

사들이 대도시에 몰려 있으니 의사의 숫자를 늘려 덜 발달된 지역에도 의사가 분포 되게 하려는 논리도 같이 힘을 받는다. 옳고 그름은 추후 논의하기로 하자. 만약 의사가 많아지면 국민 입장에서는 의료가 좀 더 편리해지고 나아지는 것이 아닐까? 만약 의사만 희소성을 유지해 주면 그것은 부당한 특권이 아닌가 등등의 생각을 할 수도 있다. 그러나 이는 어느 직역의 종사자가 많다, 적다의 단순한 의미로 이해하면 안된다. 현재의 방법처럼 의료수가를 억제하여 의사의 급여를 줄어들게 하고, 비급여 진료를 축소하고, 의사의 숫자를 늘려서 산적한 다양한 의료제도의 문제를 해결할 수 있다면 필자는 (혹시 있을수 있는) 의료계의 비난을 무릅쓰고 찬성할수도 있을것 같다. 그러나 이러한 일차원적인 방법으로는 그림 1-6이 보여주는 파티뒤에 감춰진 다양한 문제를 해결할 수 없다.

예를 들면 의료공급의 지역적 균형분포를 위해 의사수를 산술적으로 증가시키는것을 해결책으로 선택하것은 매우 일차원적인 해법이다. 의사수의 증가는 대한민국의 의료구조에서 의료에 가장 중요한 요소인 의료노동력의 질과 양의 변화를 주는 것이고 현재의 구조로는 이에 대한 충격을 흡수하지 못한다. 의료의 효율성은 의사의 노동생산성에 따라서 질과 비용이 크게 영향을 받는다.(이는 후술한다) 의사의 노동생산성의 저하는 의료제도의 화학적 변화를 의미한다. 단순히 인센티브로 해결할 수 있는 문제가 아니다. 이러한 화학적 변화를 통해 유럽보다 고비용 구조 속에 불편한 의료가 될 가능성이 매우 높다는데 문제의 심각성이 있음을 쉽게 예측할 수 있어도 이런 기본적인 내용조차 고려되지 않는다.

4) 동상이몽-시민단체도 주장하는 강제지정제 폐지

2002. 10. 31.과 2014. 4. 24. 두 차례에 걸친 강제지정제 폐지 관련 헌법소원에서 두 번 다 합헌 결정을 받았다.[24] 의료인들은 그 이후 다시 강제지정제 폐지 관련 헌법소원을 주저하고 있다. 이유는 더 이상 의사는 희소성 있는 카드가 아님을 인지했기 때문이다.[25]

또한 과거와 다른 현상도 나타났다. 건강 관련 시민단체도 역시 강제지정제 폐지를 주장하기 시작한 점이다.[26] 그러나 이들의 주장은 의사들의 주장과는 다르다. 수준 이하 의사는 지정에서 제외를 가능하게 함으로서 의료인을 견제하고 이를 통해서 의료의 질을 올리기 위해서 폐지를 주장하는 것이다. 정부는 겉으로는 폐지를 반대하지만, 아마도 속으로는 이를 통해 의료비가 줄어들 수 있다고 판단하고 있을 수도 있다. 시대가 변하고 있다.

5) 선무당의 구조 개선의 위험성
-건강보험정책심의위원회 의결권 삭제 법안 발의

한국의 의료제도에서는 건강보험정책심의위원회 의결기능을 폐지하는 것은 다른 대안적 제도적 장치가 없는 상태에서 매우 위험한 일이다. 그러나 이러한 법안이 발의 가 되었다.[27]

이는 두 가지를 의미한다. 하나는 구조에 손을 댈 필요가 있을 정도의 변화

24) 사건번호: 99헌바 76, 2000헌마 505(병합), 사건번호: 2012헌마865,

25) http://www.monews.co.kr/news/articleView.html?idxno=105636

26) http://www.docdocdoc.co.kr/news/articleView.html?idxno=1046086

27) 2019 5 30 건강보험정책심의위원회역할 및 권한 조정을 주요골자로 한'국민건강보험법 일부개정법률안'이 발의됨

가 필요한 시점의 신호이다. 다른 하나는 글로벌 의료제도의 흐름을 이해하지 못하고 있다는 것을 간접적으로 보여준다. 지금까지의 관심사인 주로 돈을 걷고 나눠주는 일을 주장하던 의회가 전문성 없이 선무당이 사람 잡는 수준에서 행동하는 순간, 한국의 의료는 미국처럼 100년의 고통 속에 빠져든다. 이러한 혼란 속에 국민은 정치가 수행하지 못하는 지속 가능 의료제도 고민을 해야 하는 새로운 과제를 떠 맡게 되었다. 이는 우리의 자식세대를 위한 필수 과제가 되었다.

6) 사민주의적 복지와 생산적 복지와의 갈등

한국은 과거 권위주의 시대에서 더 진보적 성격이 짙은 사회로 진화하고 있다. 이러한 시대에서 가장 중요한 갈등은 세계화를 통한 금융자본주의와 기존 복지제도와의 갈등이다. 전(前) 영국 수상 대처와 미국 대통령 레이건으로 상징되는 신보수주의 및 세계화 속의 금융자본주의는 대부분 국가들의 복지를 생산적 복지로의 전환을 요구하는 배경이 되었다.[28)]

한국도 예외는 아니다. 금융자본주의화의 의미는 생산성이 담보가 되지 않는 곳에서는 자본이 머무르지 않는다는 뜻이다. 금융은 이익이 되는 곳을 찾아간다. 국경이 없다. 복지 관련 비용도 원가로 인식이 되면 이익을 낮추는 원인이 된다. 이에 복지의 효율화는 국가 산업의 당면 과제가 되면서 기존의 복지와 갈등 중이다. 복지가 원가인가 미래를 위한 선제적 투자인가는 이견이 조금씩은 있다. 그러나 세계화가 기존복지에 어느정도 변화 자극을 준 것은

28) 아스비에른발 지음 남인복 옮김 지금 복지국가는 어디로 가고 있는가 부글2012 89p

사실이다.

7) 다급한 상황에 투입된 소방수-도로 정부 주도 의료시대로의 회귀

의료의 시대는 크게 세 가지 흐름을 갖는다. 의료공급자 우위 시대(시장주의)에서 제3자 주도 의료제도(주로 정부 주도), 그리고 이러한 두 시대의 한계를 다시 극복할 방법으로서 의료소비자 주도시대를 도입함으로써 앞선 두 시대의 단점을 보완해 가고 있다.

선진화가 될수록 시민의 정부에 대한 바램은 사회제도의 디테일한 부분의 효율성과 민첩한 사회 근육을 키우는 것이다. 그러나 한국의료는 반대의 흐름으로 가고 있다. 충격과 압력에 약한 단선적 구조 위에 무겁게 쌓아올리는 제도 운영을 오히려 민첩하고 디테일한 운영을 하고 있다고 오해하고 있는 것으로 보인다. 그러나 제대로 된 사회 근육 발전이 안되면 유연성이 떨어지고 세밀한 움직임을 가진 효율성 높은 제도 유지가 어렵다.

8) 인구의 역성장

인구의 역성장은 가장 치명적인 변화다. 혜택보다 보험료를 주로 내는 생산인구는 줄어들고 보험료의 혜택을 더 많이 받는 고령인구는 증가한다. 2000년부터 시작해온 각종 출산 관련 정책은 실패만 20년째이고, 투자한 비용은 100조가 넘은지 오래되었다.[29] 2020년 4분기 한국의 출산율은 0.84명. 이는 세계 최초로 0.9명 미만으로 기록 되어졌다.

29) 통계마다 차이가 있다. 2005년부터 2020년까지 130-185조로 추산된다.

나. 무대 뒤의 어두운 그늘[30)]

여기서는 한국의료의 표면상 드러나는 문제점을 간략하게 기술한다.

1) 갈팡질팡한 의사의 미래 수요-저하되는 국민신뢰

2001년 3253명이던 의대 정원이 지금의 3058명으로 감축되었다. 2012년 9월 연세대 의료복지연구소 보고서는 2020년에는 의사가 3만-16만 명 부족할 것으로 전망했다. 그러나 2013년 대한의사협회는 연구 자료를 통해 이를 반박했다. 어느 쪽이 옳은가의 논란은 논외로 한다. 그러나 아쉬운 일은 이 과정에서 한국은 정책에 있어서 가장 중요한 국민의 신뢰를 잃었다.

국방비보다 더 많은 재정을 투입하는 의료 쪽에서 가장 중요한 요소이자 이해관계자인 의사의 추계 관련 의견이 다른 것은 여러 불안요소중 단지 한 가지의 예일뿐이다. 비대면 진료(원격진료) 부분에서도 여야가 바뀌면 말이 바뀐다. 또는 입을 다문다. 국립 의대 신설도 여야가 바뀌며 말이 바뀐다. 고령화, 저출산, 해외 이민자 유입 등의 상황은 유리한 숫자만 가져다 쓴다. 진료수가 인상은 아예 얘기도 못 꺼낸다. 의사들의 의사 과잉이라는 말은 부자인 의사가 더 부자가 되기 위한 소위 말하는 이기적인 주장인지, 아니면 실지로 의사 과잉으로 인해서 문제가 생기고 있는지도 판단이 안된다.

이 과정에서 복지부도 이해관계자 및 정치권의 압력 등으로 전문 행정가로의 역할도 흔들리고 있다. 그조오 현장을 모르는 국민을 대신해서 올바른

30) 이하의 이야기는 일반적으로 찾을 수 있는 내용이다.이에 별도로 출처를 명기하지 않는다. 일부는 뒤에서 기술이 될 때 해당내용에서 출처를 참고하기 바란다.

방향을 제시해 줄 신뢰받는 기관이 없다. 미래 자원인 의사의 증원은 갑론을박 중이다.

2) 의료자원의 낭비

OECD 권고안은 단골 메뉴가 있다. 예를 들면 한국은 병상이 많다, 입원기간이 길다. CT, MRI 등 고가 검사가 과잉이다, 약의 복용량이 많다…, 등등이다. 필요성 있는 낭비인지 아닌지는 논의는 열외로 한다. 하지만 낭비는 늘 우리의 삶을 갉아먹는다. 그리고 관리하지 않으면 추후 회복이 매우 어렵다. 가장 큰 낭비의 원인은 무엇일까. 한국은 낭비를 제대로 관리하고 있는지도 살펴봐야 한다.

3) 줄지 않는 가계 부담

가계의 가처분 소득 중 의료비 가계 부담이 여전히 높다. 이는 취약계층에는 큰 부담으로 작용하게 된다.

4) 공공의료, 2000년에도 10% 미만, 그런데 2020년도에도 10% 미만

2000년도 또는 2015년도 자료를 보면 한국의 공공의료기관 비율을 여전히 10% 정도이다. 공공의료를 확충에 관해서는 정부는 사실 관심이 없다고 할 수 있다.(표 3-8)

5) 무늬만 의료전달체계

의료전달체계는 다양한 제도적 목표가 있다. 가장 중요한 것은 적재적소에 적정진료를 하도록 하는 것이다. 이를 통해 비용 효율성을 높여가는 것이 주 목표 중 하나이다. 이에 대부분의 주요국은 이에 대한 운용은 매우 엄격하다. 국민의료비는 국민자산이므로 헛되이 쓰지 않기 위해서이다. 의료전달체계의 이러한 제도적 배경과 달리 한국의 의료전달체계는 거의 기능을 못한다고 해도 과언이 아닐 정도이다.

6) 3분 진료는 비인간적?

3분 진료 이야기는 늘 비판 대상이다. 비인간적이냐, 아니면 효율성의 상징이냐… 등등이다. 그러나 3분 진료+검사 vs 30분 동안 문진-둘중에 중 어떤 것이 더 좋은 의료인지는 근거를 찾기 어렵다.

7) 의료자원 불균형 배치-전 세계의 중요한 문제

이러한 문제를 제기 시에 나올 때 주로 회자되는 이야기가 임산부가 오토바이 타고 2시간 정도 걸려서 산부인과를 가는 장면이다. 안타까운 상황임에는 틀림없다. 의료자원의 불균형 배치로 일어나는 안타까운 일이다. 그러나 주요국도 이러한 상황의 발생을 막는 것은 매우 어렵다. 최소화시키는 것이 유일한 방법이다. 우리는 혹시 이성적 판단이 필요한 과제를 감성적으로 해결하려는 것이 아닌지 되돌아 볼 때이다.

우선 다른 나라의 예를 살펴봄으로써 어느 정도가 적정인지를 공론화를 해야 한다. 2시간 오토바이 타고 산부인과 가는 분의 어려움보다 다른 더 중요한 일이 있는지를 한번 살펴보고 관련 선택지를 모두 테이블 위에 올려놓은 후 의료소비자와 함께 선택해야 한다.

8) 상위 병원만 세계 수준

상위 병원의 경쟁력은 국제적으로 손색이 없다. 그러나 이러한 몇 개 병원을 보유했다고 해서 한국의 의료가 최고인 것으로 착각을 하는 것은 경계해야 한다. 00의원처럼 주삿바늘까지 재사용하는 후진적 의원의 고발 사건 뉴스를 접한지 얼마 지나지 않았음을 상기하라. 마치 손흥민 박지성을 배출한 한국 축구이기에 이를 중고생 축구팀까지 프리미어 클럽 수준이라고 확대해석하는 것을 지양해야 하는 것과 같다.

9) 사라지는 필수과-흉부외과 전문의는 점점 사라진다.

수년째 흉부외과를 혼자 이끌고 있는 지방의 대학병원 의사는 다양한 어려움과 현실을 호소해본다.[31] 이에 정부는 양성방법에 대해서 논의를 한다고 한다. 그러나 아이러니하게도 흉부외과의사의 상당수는 수도권에서 미용을 한다.[32] 흉부외과 의사가 부족한 것이 문제의 본질이 아니고 흉부외과의사가 흉부외과를 하지 않는 것이 본질임을 잊고 있는 듯 하다.

10) 필수과 확대 방안
-할계언용우도(割鷄焉用牛刀)-닭을 잡는데 소 잡는 칼

필수과의 부족에 대한 방안을 기존 가용자원을 사용하기보다는 대학을 세워 해결하려 한다. 의과대학은 투자가 매우 많이 필요한 학과이다. 이에 의사

31) https://www.docdocdoc.co.kr/news/articleView.html?idxno=2002683흉부외과 같은 필수과는 모집도 어렵다. 거의 멸종단계라는 표현을 쓰기 시작했다. 수요는 많지 않지만 꼭 필요한 것. 그런 것이 공공이다.

32) 그나마 있는 흉부외과의사도 다른 것을 한다. http://www.docdocdoc.co.kr/news/articleView.html?idxno=2004377

를 수입하는 미국의 대학도 의과대학을 설립 하는 것을 매우 부담스럽게 생각한다.[33]

11) 진료 수가 고민없는 정부와 국민 vs 진료 수가 인상에 집중하는 의료공급자

한국의 의료 수가는 매우 낮다. 표 1-4는 그중의 일부 내용이다. 그러나 진료 수가 인상에 인색한 정부측의 주장도 일리가 있다. 3% 올리면, 실제 심평원 지급액은 6-7% 증가이므로 3% 증가도 부담스럽다는 논리를 주장한다. 증가분의 두 배 정도가 오른다는 것이다. 여하간 정부를 설득해서 6%를 증액이 되었다고 가정해 보자. 그럼 의료비 증가율은 (현재의 논리라면) 12%가 된다. 그럼 이에 따른 예기치 못한 상황은 무엇이 있을까? 사실 진료 수가는 매우 낮다. 올려야 한다. 그러나 이를 올리면서 유발되는 부작용도 함께 고민해야 한다. 대안을 제시하는 수가 현실화가 되어야 한다. 수가를 올리는 것과 수가 상승으로 인한 수익을 경쟁력 향상을 위한 비용으로 재투자하여 다시 이를 고객에게 품질 높은 의료로 제공하는 것도 동시에 생각할 부분이다. 양측다 근본적 문제점 대신에 현재의 숫자에만 집착하는 동안에 의료가 위기에 직면했다.

33) http://socialdesign.kr/View.aspx?No=80483

표 1-4 주요국의 평균수가(제왕절개, 수정최소 절개 삽입술, 충수절제)

(단위: 미화, US Dollars)

국가	의료행위료	병원이용료	합계	배수(한국기준)
한국		1,713	1,713	
스페인	371	2,543	2,914	1.7
독일	423	3,016	3,439	2.0
프랑스	554	3,048	3,602	2.1
캐나다(노바 스코티아)	562	4,648	5,210	3.0
칠레	1,311	4,079	5,390	3.1
호주	1,241	6,021	7,263	4.2
스위스		7,822	7,822	4.5
미국	2,013	10,375	12,388	7.2

출처: Internatinal Federation of Heath Plans(2011)와 건강보험심사평가원(2012)자료를 이용하여 편집.
이해종 외 9 (2013), OECD 국가의 주요 의료수가에 대한 비교 연구. 의료정책연구소

12) 1천 명당 의사 2.4명-부족한 것인가, 효율성이 높은 것인가.

한국의 거의 두 배인 독일의 의사는 의사수 증원을 찬성한다고 한다.[34] 정부는 이를 증원을 반대하는 한국 의사의 이기주의를 강조하는 근거로 사용하기도 한다. 독일보다 노동량이 약 3배 이상이 많은 한국 의사는 왜 증원에 반대할까. 지속 가능한 관점에서 논의를 한다면 꼭 집고 넘어가야 하는 부분이다.

13) 필요시만 공공재인 한국 의사-그러나 교육과 성장은 각자 알아서.

세계 각국의 의사 양성 제도를 보면 전공의 수련 지원에만 연간 미국 15조원, 영국 7조원 등 적극 지원한다. 그러나 국내에서는 기존 지원마저도 중단하였다.[35] 이유는 지원 필요성을 느끼지 못했기 때문이다.(관련 내용은 후술한

34) OECD (2018) 한국2.4명/1000명 독일 4.3명/1000명

35) http://www.healthfocus.co.kr/news/articleView.html?idxno=69351를 참조

다.) 의사는 공공재라고 주장하는 분도 있다. 틀린 말은 아니다. 필수의료서비스가 공공재 속에 포함되어야 하는 것은 맞다. 공공재의 개념은 애덤 스미스의 국부론에서 나오는 개념이다. 시장에서 돈이 안되지만 누군가는 해야 할 일을 정하고 그리고 그것을 국가가 제공할 때 공공재이다. 따라서 직역이 포함되는 것과 의사가 포함되는 것은 논의가 전혀 다른 대상이다. 이는 공공재의 개념과 제공의 주체의 개념부터 오류가 발생한 상황에서 갑론을박 중이다.

14) 공공재가 아님을 주장하는 한국의사-그런데 영리병원은 반대

어디서 오해가 있었을까. 의료영리화 측면에서 보면 정부와 의료공급자의 입장이 바뀌었다. 상식적 이라면 한국에서는 정부는 의료 영리화를 반대하고, 의료공급자는 찬성을 해야 정상적 구조이다.

15) 공유지의 비극-건강보험료

준조세 성격의 건강보험비의 위험성은 공유지의 비극[36]이라는 예를 들면 정확한 설명이 될 듯하다. 건강보험료는 공공의 자원이므로 효율성 높고, 그리고 효과가 확실히 검증된 것만 급여항목으로 선택되어야 한다. 그래서 세계

36) 공유지의 비극(公有地의 悲劇, 영어: The Tragedy of the Commons)이란 미국 UCSB 생물학과 교수인 개럿하딘에 의해 만들어진 개념으로 1968년 12월 13일자 사이언스지에 실렸던 논문의 제목이기도 하다. 경제학을 포함한 많은 분야의 논문과 저서에서 즐겨 인용할 만큼 중요한 개념으로 자리 잡았다. 공유지(영어: Common Pool Resource)의 비극은 '지하자원, 초원, 공기, 호수에 있는 고기와 같이 공동체의 모두가 사용해야 할 자원은 사적 이익을 주장하는 시장의 기능에 맡겨 두면 이를 당세대에서 남용하여 자원이 고갈될 위험이 있다'는 내용을 담고 있다. 따라서 이는 시장실패의 요인이 되며 이러한 자원에 대해서는 국가의 관여가 필요하다. 아니면 이해당사자가 모여 일정한 합의를 통해 이용권을 제한하는 제도를 형성해야 한다는 내용이다.
원문) The Tragedy of the Commons Garrett Hardin Science 13 Dec 1968:Vol. 162, Issue 3859, pp. 1243-1248
출처) https://ko.wikipedia.org/wiki

각국은 의사 리베이트 및 제약사와의 유착을 엄하게 처벌하는 것이다. 효율성 높은 것 중에서도 다시 엄격한 기준으로 선정해야 공유지의 비극에서 벗어날 수 있다. 한국은 과연 이렇게 하고 있는가.?

16) 쉬운 일만 하는 정부의 보건 의료리더십

세계 수출입 규모 8위에 달하는 경제대국이지만 소아재활환자의 입원은 2-3년 대기해야 한다. 거의 하늘의 별 따기 수준이다. 이에 정부는 기존 병원에 00원 줄 터이니 설립을 종용하다. 그러나 아무도 맡으려 하지 않는다. 이유는 운영이 안되기 때문이다. 운영이 되는 수준이었다면 설립을 종용할 필요가 없다. 조금이라도 이익이 된다면 신청하는 곳이 있었을 것이다.

그러나 이러한 문제 해결을 위한 근본적 고민은 없다. 수가 체계를 건드리기가 겁이 나기 때문일 것이라고 추측해본다. 이러한 고민보다는 돈 나눠주는 것이 훨씬 편하다. 돈 걷고 나눈 일만 해본 결과이다. 한국은 1970년 이후에 의약분업 이외에는 혁신이라고 불린 무엇이 없다.

반대 의견을 설득하고 미래로 나아가는 것이 민주적 태도이지만 사실은 피곤한 일이다. 정부는 이러한 피곤한 일대신 과감하게 돈 쓰는 것을 개혁이라고 잘못 이해한듯하다. 그 결과 중에 하나가 답보 중인 보건 의료 관련 협의체이다. 혹시 모르고 차일피일 미뤘을까. 아닐듯하다. 정부 입장에서는 적극적으로 할 이유가 없었기 때문이다. 정부는 혁신보다는 걷어서 나눠주는 편한 방법만을 통해서도 현재의 파티가 이어갈 수 있을 것으로 판단했을 것이다. 협의체를 진행하며 골치 아플 이유가 없었다. 그러나 주요국은 최근 20년 동안 다양하게 바꾸고 해보고 다양한 시행착오를 통해서 제도가 점차적으로 견고하게 만들어 가고 있다.[37] 근본적 고민 없는 대책으로 이어가고 있는 한국의료제도가 불안해 보이는 것은 어찌 보면 당연하다.

17) 예견된 실패-병원 수출-복지부 산업 감각의 민낯

한국은 2015년 즈음 한국의 병원을 수출하는 정책을 시행한 적이 있다. 한국은 두 가지 점에서 오류를 범했다. 하나는 서비스업이 국경을 넘어가기 쉽지 않은 산업적 특성을 무시했고 또 하나는 해외로 진출하더라도 부유한 나라로 보내야 함에도 동남아시아에 보내려 하였다. 예를 들면 2018년 기준 184개 병원에 49000병상을 운영하고 연인원 3500만 명을 진료한 영리병원 네트워크인 HCA 도 해외 진출은 단지 영국에 6개 센터(892병상)만 운영할 뿐이다.[38] 한국의 병원 진출 정책은 이미 수년 전의 일이지만 컨트롤타워의 산업감각 수준을 보여주는 부분이다. 이 부분을 혁신하지 않고는 한국의 의료산업은 불필요한 낭비가 지속될 것이다.

37) 여기서는 일반적인 운영수준의 개선이 아닌 틀을 바꾸는 수준의 개선을 기술한다. 네덜란드는 2006년 보험개혁을 통하여 세 부문(공보험, 공무원 건강보험, 민간건강보험)으로 분류되어 있던 건강보험 제도를 단일화하여 하나의 '사회민간보험으로 관리, 영국은 1979-1997 내부경쟁을 활성화후 1997-2010 구매자, 제공자의분리를 외부시장까지확대,2010년 이후에는 가격경쟁부분에서도 수정된 가격을 시행하는 등 다양한 노력중이다. 프랑스 1995년 쥐페계획을 통해서 총량적 관리체계를 구축.
미국도 2014년 환자보호 및 부담적정보험법(Patient Protection and Affordable Care Act, PPACA)-일명 오바마케어 시행

38) HCA 연간보고서 참조 https://investor.hcahealthcare.com/financials/annual-reports/default.aspx

18) 공공과 민간의 조화?

우리가 늘 들어왔던 문제 해결의 방법 중에는 공공과 민간을 조화시켜야 한다고 한다. 그러나 어디까지가 민간이고 어디까지의 공공이며 두 영역의 이상적 접점 부분은 어디인지 논의된 것은 없다.

그냥 '민간의료기관을 너무 누르지 말아라'하는 연장선에서 나온 선동적 구호 수준이다. 두 영역이 어떻게 화학적 결합을 해야 하는가에 대한 내용은 없이 그냥 이야기하기 좋은 선언으로서만 공허하게 퍼져나간다. 이러한 선언 수준의 주장으로는 이해관계자 간 서로를 상대로 설득이 어렵다.

19) 대선공약 20년간 단골 메뉴-보장성 80%

5년마다 반복되는 대선에서 후보들은 여지없이 공공의료 비율 및 부담을 80%, 90%까지 올리는 공약을 제시한다. 그러나 그것을 달성한 후보는 없다. 이유는 의료의 구조를 모르고 외친 단순한 공약이기 때문이다. 단순히 급여항목을 늘려주면 될 줄로 이해했을 것이다. 단순하게 순간 제조된 공약은 역시 당선과 함께 사라졌다.

20) 공급자 길들이기-의사제제 법안숫자 증가의 배경

의사를 더 강력하게 제제하는 법안은 지속적으로 올라온다. 차트를 잘 쓰고, 용어도 표준 용어만 써야 하고, CCTV는 반드시 설치하고, 의료인인력의 운용[39] 등등이 제안된다. 다양한 법안의 옳고 그름은 부차적인 문제다. 국민

39) 2020. 8. 24. 재난 및 안전관리 기본법 일부개정법률안(황운하의원 등 14인)

을 포함한 한국 전체에 어떤 가치를 부여하는가를 우선 고려해야 한다. 의료 공급자는 정부로부터는 효율성(적은 원가에 높은 진료 수준)을 강하게 요청 받고, 국민으로부터는 전문성(병원에 가면 의료지식은 몰라도 정상적 치료가 될 수 있어 라는 믿음)의 기대를 받는다. 이러한 법안들은 이러한 기대치를 합리적으로 실행할 수 있는지 아니면 역행을 하는지를 우선 살펴봐야 한다.

21) 비효율적인 환자의 선택권

환자의 의료 서비스 선택권은 국가적으로 보장하는 것이다. 그러나 현재의 선택권 효율성에 의문을 제기 하는 분들이 많다. 이에 병원 말고 의사를 선택하는 시스템을 만들자는 중진 학자도 존재하고 한국도 다보험 제도를 도입해야 함을 역설하는 주장도 있다. 병원이던지 의사이던지 선택권을 행사 가능한 인프라의 핵심은 한 가지다. 선택한 후에도 상황에 따라서 추후 변경이 편리해야 선택권의 의미가 있다. 선택한 후에 바꾸지 못하면 고객 유치를 위한 공급자의 노력은 초기에 집중되며 외장에 치중하는 경쟁을 한다. 그러나 선택권이 제대로 주어지게 되면 이를 통해 제도는 좀 더 견고한 방향으로 진화된다. 선택을 통한 선순환이 일어나는 것이다. 이러한 선순환을 유도하는 선택권이 필요하다. 선택에 필요한 정보는 질환의 경중에 따라 다르다. 비교적 간단한 경증 의료는 그렇다 치더라도 고가 의료, 생명에 필수적 의료는 의료소비자가 선택할 수 있을까. 현재 각국에서 제공하는 의료 정보는 환자의 의료기관 선택 시에 유용할까. 헬스 리터러시에 영향을 줄까 아니면 그냥 단순 병원

2020 11 13 의료법 일부개정법률안 (최혜영의원 등 10인)파업시의사면허취소
2020 11 17 의료법 일부개정법률안 (김상희의원 등 11인)진료기록부 허위작성시 면허정지
2020 11 24 의료법 일부개정법률안 (민형배의원 등 10인)진료기록부 소위 '표준의학용어' 사용 의무화 입법.

의 긴장감을 주기 위한 방법 중 하나일까?

실지로 우리가 아플 때 어떻게 병원을 선택하고 가는지를 되돌아보면 현재의 노력이 얼마나 도움을 주는지 알 수 있다. 이 책을 읽는 분 중에서 심평원의 홈피에 있는 병원평가 자료를 보고 병원을 선택하신 분이 있으면 손들어보라. 소비자의 입장에 서보면 뭘 제공 해야 하는지 바로 나올 답임에도 불구하고 현재 제공되는 의료 정보는 이런 니드를 충족하지 못하는 아쉬운 부분으로 남는다.

지금까지 한국의 표면상에 나온 문제의 일부분을 열거해 보았다. 이해관계자 간에도 한국의료의 현 상황에 대한 진단이 서로 다르다. 자연히 서로의 해법을 인정하지 않는다. 한국의 현실이다. 파티가 지속된다면 그것이 이상한 파티일 것이다.

II

의료제도

본질 및 복지제도 흐름

1. 의료제도의 본질이해-고차방정식 해법의 출발점
2. 3개 이념의 충돌
3. 복지제도와 의료제도
4. 복지제도의 변화

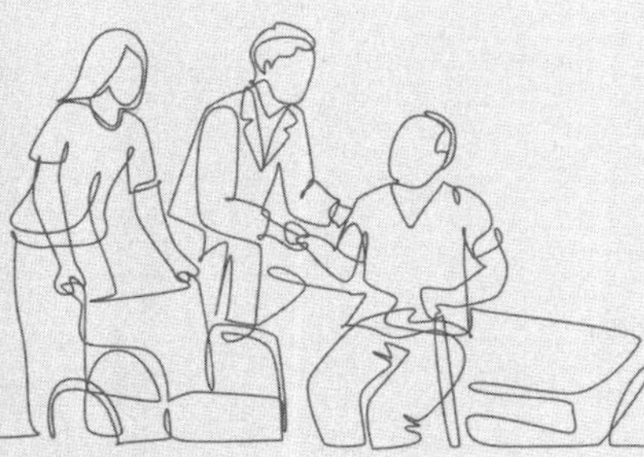

1 의료제도의 본질이해-고차방정식 해법의 출발점

의료복지제도가 복잡한 이유는 제3의 이해관계자 즉 의료공급자의 존재이다. 더욱 더 복잡성을 가중시키는 원인은 의학이 완전한 과학이 아닌 인력의존적, 노동집약적업무이기 때문이다. 이에 직접 공급을 위해서 국가가 공급기관을 소유하면, 이들은 게을러지기 시작했고 의료의 질에 문제가 발생했다. 반대로 민간을 통해서 공급하면 민간은 이를 부의 축적의 수단으로 활용하면서 과잉의료문제가 발생하고 있다.

그래서 의료경영을 단적으로 정의한 문헌을 보면 '의사를 가장 경영적인 개체로 변화시키는 것'이라고 하기도 한다. 이장에서는 의료, 의료 행위, 의료제도, 보건, 건강 등의 기본적인 정의 중 의료제도의 본질을 다룬다. 의료제도는 복지제도의 하나이다. 복지제도의 본질 구현을 이해하고 의료적 특성을 더함으로써 의료제도의 본질을 설명할 수 있다.

2 3개 이념의 충돌[40)]

일반적으로 복지국가를 설명할대는 다양한 이론이 등장한다. 대부분 큰 줄기에서는 잔여적 복지에서 제도적 복지로, 시혜적 복지에서 권리로서의 복지등이 그러한 분류이다. 또한 복지국가의 발전을 살펴보게 되면 3단계 발전

40) 유시민(2017) 국가란 무엇인가 돌베게 1-3장 참조하여 기술함

이 주로 설명된다.[41] 그러나 필자는 복지제도의 이해를 위해서는 다음의 세가지 이념을 숙지하는 것이 복지국가를 이해하는데 좀더 도움이 되었다. 이에 이념의 충돌부터 설명을 시작한다.

가. 국가주의

사람들은 자기를 외부로부터 보호해 줄 방어적 제도가 없는 상황에서 개인의 생존을 위해서 투쟁하게 된다. 400년 전에 토마스 홉스(1588-1679)는 그의 저서 리바이어던[42]에서 이러한 내용을 기술하고 있다. 그는 자연상태를 만인이 만인에 의한 전쟁상태로 규정한다.

서로 비슷한 능력 정도를 가진 사람이 아무런 보호와 타협 제도가 있지 않은 상태에서는 생존을 위해서 경쟁하고 상대를 굴복시켜야 한다. 생존을 위해서는 어떤 행동도 정당화된다. 만인의 만인에 대한 전쟁은 인간의 삶을 매우 가혹하도록 이끈다. 먼 과거의 논리가 아니다. 지금의 소말리아의 상태가 그렇다고 보는 시각이 지배적이다.

소말리아는 현재 내전 중이다. 인구 1천만 명 가운데 140만 명이 난민이 되었다. 우여곡절 끝에 소말리아 공화국이라는 나라가 탄생했지만 안전과 생명보호와는 거리가 멀었다. 이러한 과정에서 소말리아 청년은 기회를 위해서 일부는 해적이 되었다.[43] 공통된 두려운 권력이 없다는 것은 두렵지 않아서 좋

41) 책에 따라 다르지만 초기(~1945), 황금기(~ 오일쇼크1975). 재편기(~현재)로 설명이 일반적이다.

42) 토마스 홉스 지음 진석용 옮김 리바이어던 나남 2008 168-175

43) 한국국방연구원 KIDA 세계분쟁데이터 베이스
https://terms.naver.com/list.naver?cid=42147&categoryId=42147

은 것이 아니라 사람들을 더 헐벗고 굶주리게 했다. 오히려 강권 독재정치 때보다 두려운 권력이 없는 상태는 소말리아를 더욱더 헐벗고 굶주리는 상태로 몰아넣었다.

이러한 상황을 벗어나기 위하서 인간은 국가라고 하는 존재와 사회계약을 맺는다. 토마스 홉스의 사회계약[44]은 국민과 국가 간의 계약이다. 개인은 자유와 권리를 일정 정도를 포기한다. 대신 국민을 만인의 만인의 투쟁에서 벗어나게 해주고 그 대신에 평화와 생명, 안전을 보장해 주는 계약이다.

국가는 사회 내부의 무질서와 범죄로부터 국민의 생명과 재산을 보호한다. 그러나 그 외의 국가행위는 어떤 제약도 받지 않는다. 국가는 사회 내부의 무질서와 범죄, 외부 침략의 위협에서 사람들의 생명과 안전을 지키는 목적을 위해 국가는 개인의 자유를 제약할 수도 있다. 입법, 사법, 행정 등은 주권자인 국가의 것이다. 치안과 안보라는 목표는 자유, 평등, 복지 등의 가치보다 중요한 국가 목표로 간주한다.

이러한 내용은 비단 홉스의 주장만이 아니다. 이보다 먼저 비슷한 주장을 마키아벨리(1469-1527)의 군주론에서도 찾아 볼 수 있다.[45] 군주가 도덕에 얽매이는 것보다는 나라를 지키기 위해서라면 냉혹한 모습으로서 폭력과 권모술수도 불사해야 함을 이야기하고 있다. 이러한 질서 속에서 자유를 추구하는 것이 무질서 속에서의 아무것도 이룰 수 없는 자유보다 낫다는 것을 강조하며 군주의 힘을 강조하고 있다.

---

44) 토마스홉스는 이러한 사회계약을 국가의 기원으로 주장한다. 이는 정치철학에서 주된 논리중에 하나이다.

45) 니콜로마키아벨리 (1532) The Prince(군주론)

한쪽 측면에서 보면 마키아벨리는 군주의 유지를 위해서 비도덕적 이어야 함을 주장한 것 같지만 사실은 제대로 된 자유를 위해서 질서를 지키기 위한 현실적인 군주의 할 일은 이야기하고 있다. 이는 만인을 위한 만인의 투쟁보다는 리바이어던과 같은 전제군주가 더 낫다는 토마스 홉스의 사상과 일견 일치한다. 이러한 사상은 질서 없는 자유를 매우 경계 시 한다.

먼 나라 이야기처럼 보이는 이러한 국가주의 이론 전체주의 국가 이론은 사실 우리의 옆에 와있다. 무정부주의자(마르크스주의자 등)를 제외하면 어떤 국가도 국가의 가장 중요한 임무가 사회 내부의 무질서, 범죄로부터 시민을 구하고, 생명과 안전을 지키는 것임을 부정하지 않는다. 평화주의자이자 반전운동가인 베테란드러셀(1872-1970)도 국가를 구성하는 가장 중요한 물리력이 경찰과 군대임을 부정하지 않는다.

오늘날의 자유민주주의 산업사회조차도 주권자는 경찰과 군대의 신임을 얻지 못하면 권력을 유지하기 쉽지 않다. 이런 상황에서 국가주의 국가론은 전제적 군주를 옹호한다. 현재에서는 일부 이러한 색깔을 권위주의 정부에서 관찰할 수 있다.

나. 자유주의

자유주의 역시 국가가 치안과 안보의 기능을 수행해야 하고 이 과정에서 개인의 자유가 제약될 수 있음을 인정한다. 그러나 이들은 그 제약에 엄격한 제한을 준다. 전체주의 국가에서 가장 경계 시 하는 것이 무엇일까. 마키아벨리의 군주론에서 이를 이야기해준다. 바로 자유이다.

이러한 자유를 보호하며 이를 정치적 제도로 만들어내고자 노력한 사람이 있다. 존 로크(1632-1704), 애덤 스미스(1723-1790), 존 스튜어트 밀(1806-1873), 루소(1712-1778), 소로(1817-1862) 등이 대표적인 학자이다.

이들은 정치제도에서 개인의 자유를 가장 중요하다고 보았다. 이에 국가로부터 개인의 자유가 침해가 되지 않도록 법치주의를 통해서 개인을 국가의 침해로부터 보호를 주장한다. 이들은 토마스 홉스의 사회계약설을 부인하지 않는다. 주권자의 통치권도 인정한다. 다만 개인의 자유가 국가로부터 침해당하지 않기 위해서 주권자를 특정하기보다는 시민들이 주권자임을 주장한다.[46)] 평화와 개인의 안전을 보호하는 국가주의 간의 토대 위에 개인의 자유를 보호하는 법치주의를 실현하기 위해서 시민이 주권자가 되어야 함을 주장했다.

존 로크(1632-1704)는 토마스 홉스와 다른 사회계약론을 펼쳤다. 토마스 홉스의 사회계약론은 주권자(국가)와 개인의 계약이다. 존 로크는 시민이 통치를 해야 한다는 점에서 달랐다. 자연히 국가의 개인 침해는 줄어든다. 로크는 시민 특히 사회 다수파에 그 권한을 주어 사회를 안정화 시키려 했다. 이에 그의 시민정부론[47)]에서는 평화와 안전, 복지를 역설하고, 주권 재민과 법치주의를 주장한다. 이러한 내용은 오늘날의 자유민주주의 국가에서는 대부분 헌법의 강령으로 채택되어 있다.

이후 시민들이 주권자가 됨으로 시민의 힘을 늘리고 부를 늘리는 방법이 제안된다. 애덤 스미스(1723-1790)[48)]는 그의 저서 국부론에서 분업이라고

46) Locke, John. [1690] 2017. Second Treatise of Government (10th ed.), digitized by D. Gowan. Project Gutenberg. Retrieved 2 June 2020.

47) 존록크 지음 이극찬 옮김 (2014) 시민정부론 연세대학교출판부

하는 시민들의 부의 창출 방법에 대해서 기술한다. 나라의 부는 군주의 부가 아니고 국민의 부이므로 이에 노동생산성을 증진시켜서 부를 축적시키는 방법을 이야기한다. 이기적인 개인의 욕심을 사회의 발전으로 변화되는 방법으로서 분업을 제시하였고, 시장은 수요와 공급이라는 보이지 않는 손에 의해서 조정된다는 자유주의 경제의 토대를 세웠다.

그럼 시장에서 소위 돈이 안되는 일, 돈으로 측정하기 어려운 일은 누가 하는가의 질문이 있을 수 있다. 이런 일을 공공재라고 하고, 스미스는 이러한 공공재는 국가가 공급해야 한다고 주장했다. 국부론은 1994년 존 내시[49]의(1928-2015) 수학적 증명에 의해서 이론적 오류가 발견되었지만 현장에서는 자유경제이론의 토대로서 현재에도 큰 영향력을 발휘하고 있다.

그럼 잘못된 정부의 주권행사인 경우에 시민은 어떻게 해야 하는가. 이 부분에서는 루소(1712-1778)의 이론을 살펴보아야 할듯하다. 루소는 로크에서 한걸음 더 나아가 자유를 침해하는 정부를 시민이 무너뜨릴 수 있다고 하였다. 이는 정부와 시민이 맺은 사회계약(존 로크)을 폐기하고 정부를 무너뜨릴 수 있는 이론적 토대가 되었다. 이는 현대 자유민주주의 사회에서는 국민의 저항권이라고 표현된다.

밀은 개인이 보호를 받을 수 있는 자유의 영역에 대해서 역설한다. 밀은 자유를 제약할 때는 법에 의거해야 한다는 로크의 주장에서 한 발짝 더 나아가

48) Adam Smith 1776 An Inquiry into the Nature and Causes of the Wealth of Nations

49) John Nash, Non-Cooperative Games Annals of Mathematics Second Series, Vol. 54, No. 2 (Sep. 1951), pp. 286-295 (10 pages) Published By: Mathematics Department, Princeton University

국가권력이 비록 법률에 의해서라 하더라도 개인의 자유를 제약할 수 있는 범위를 제한해야 한다고 했다. 존 스튜어트 밀(1806-1873) 그의 책 on liberty[50]에서 개인이 보호받을 자유의 범위를 사상의 자유, 추구의 자유 집회 결사의 자유까지 넓힌다. 개인의 자유를 침해할 수 있는 경우는 다른 사람으로부터 개인의 자유를 침해당하는 경우이다. 이러한 자유의 영역을 정신 영역까지 넓혀간다. 실지로 이들 학자의 주장은 현재 자유 대의민주주의를 근간으로 채택하고 있는 국가의 헌법을 대부분 구성하고 있다.

다. 공산주의

국가주의. 자유주의와 달리 공산주의는 국가를 부정한다. 공산주의는 국가를 착취와 억압의 도구로 보고 프롤레타리아가 국가로부터 해방되어야 한다고 생각했다. 그들에게는 국가는 없어져야 할 대상이었다. 그러나 실제에서는 오히려 공산주의 국가가 사타지면서 공산주의도 사라졌다. 지금은 명맥만 유지하는 이론으로 남았다. 이론을 간단히 살펴보자.

기존의 국가주의 국가론, 자유주의국가론에서의 정치 경제의 구도에서 노동은 한 축으로 자리를 잡았다. 그러나 하나의 문제점이 생겨났다. 사적 소유와 임금 주의를 원칙으로 하는 자유주의 산업시대에서는 노동을 생산하는 측과 노동의 성과물을 소유하는 이원화되는 현상이 일어났다. 공산주의자들은 노동의 성과물을 소유하는 부르주아는 노동을 생산하는 프롤레타리아를 억압하는 착취의 수단으로서 국가를 이용하고 있으므로 이를 억압의 수단으로 보

50) 존 스튜어트 밀 지음 | 서병훈 옮김 자유론 책세상 2018

고 이로부터 해방을 주장했다. 좀 더 쉽게 이야기해 보자.

과거 원시사회는 생산력이 낮았지만 공동으로 자급자족하고 사적 소유도 없었다. 그러나 이후 농업이라는 신기술이 나오면서 생산력이 증대가 되었고 이 과정에서 사적 소유가 발생하게 되었다. 이러한 흐름 속에서 부의 상징은 경작 가능한 땅의 소유였다. 고대 전제군주 시기는 침략을 통해서 토지를 정복하고, 그곳의 피정복민을 노예로 하여 생산을 증대시켰다. 그러나 더 이상 정복할 곳이 없을 때, 좀 더 생산적이기 위해서 봉건제를 도입한다. 봉건제 속에서 영주는 소작농과의 관계에서 부를 증대시키고, 이러한 과정에서 영주라는 제도가 생겨났다. 이후 산업혁명이 일어났다. 생산수단은 토지가 아닌 기계로 이동한다. 기계가 설치된 공장은 일반인도 소유가 가능했다. 그리고 생산능력도 토지에 비할 수 없을 정도로 큰 규모였다. 산업혁명 이후 공장을 통한 제조가 부의 원천이 되면서 토지 소유자보다 강한 부를 축적한 이들은 사회의 주류가 되기 시작한다. 이들은 자유민주 산업사회를 추구했다.

이러한 사회를 유지하려면 생산수단을 가동하기 위한 노동자(결국은 임금노동자)가 필요했다. 공산주의는 이 구조를 불평등하게 보았다. 생산의 주체는 노동이지만 그 결과물은 생산수단의 소유자로 가는 이원적 구조를 지속하게 하는 것이 국가라고 생각하였다.

이에 마르크스는 필연적으로 사유재산과 계급을 철폐해야 한다고 생각한다.[51] 이것을 민주주의 쟁취로 표현하였다. 국가로부터 프롤레타리아 해방을 통해서 생산수단도 공유화하고 군중에게 생산수단을 돌려주어야 하며 계급도

51) Marx, K. and Engels, F. (1848). The Communist Manifesto 카를마르크스, 프리드리히 엥겔스 지음 이진우 옮김 책세상문고(2018)

없애야 한다고 주장했다.

그러나 이러한 논리는 이미 반박의 이유가 없다. 이들이 생각한 공산주의는 이미 없어졌다. 남아있는 공산주의의 대표격인 중국도 실용경제[52)]라는 이름으로 이미 기존의 공산주의의 기초를 이룬 내용에서는 많이 멀어졌다. 적어도 경제에서만큼은 그렇다. 경제에서는 중국을 공산주의가 아닌 국가자본주의라고 부르기도 한다.

다만 과거의 전체주의이든 자유주의이던지, 국가의 존재는 인정하고 논리를 주장한 방면 마르크스는 국가의 존재를 부정하고 파괴가 필요하다고 주장하는 과정에서 전체주의, 자유주의 국가의 병폐가 무엇인지를 지적한 것에 의미가 있다.

3 복지제도와 의료제도

가. 복지주의 국가론

복지국가제도는 앞에서의 세 가지의 국가관과 이념이 각축하는 과정에서

52) 1978년 3월의 헌법 개정에서 공산주의 계급투쟁 노선을 철폐했다. 사회주의시장경제론에서 일방적인 평등화나 평준화를 포기하고 '부유할 수 있는 사람부터 먼저 부유해져라'는 선부론을 내세웠다. 일부학자는 이를 체제 혁명으로 가르키기도 했다. 그러나 그후 '정치개혁 없는 경제 개혁'임을 분명히 했다. 1993년 개헌에선 국유기업의 소유권과 경영권을 분리하는 획기적인 조치를 취했다. 2004년에는 사유재산권 보장을 헌법에 못박았다. 헌법 13조에 '공민의 합법적인 사유재산은 불가침'이라는 내용을 넣었다. 중국이 공산화한 지 55년 만이다. 사유재산 제도를 부정하고 공유재산 제도를 실현해 빈부격차를 없앤다는 고전적 공산주의의 이념은 인민이 잘 먹고 잘살아야 한다는 절실한 요구 앞에 설 자리를 잃었다. 아울러 중국공산당은 항상 중국의 선진사회 생산력의 발전 요구, 선진 문화의 전진 방향, 대부분의 인민의 근본 이익을 대표한다는 장쩌민(江澤民)의 '3개 대표 사상'도 헌법적 지위를 얻었다.

생겨났다. 1900년대 이전에는 사회복지가 없었던 것은 아니다. 역사상 가장 효율적인 빈민법으로 평가받는 튜터 왕조 빈민법, 엘리자베스 빈민법, 길버트법과 스핀햄랜드법 등 이 있다.[53)]

그러나 제도가 훌륭하다 하더라도 중세 봉건사회의 빈민 구제와 산업사회의 사회복지는 많이 다르다. 복지는 국가의 이념을 이루기 위한 한 축이다. 과거의 구휼 제도와는 전혀 다르다. 다양한 이론보다는 상황을 설명하는 것이 더 이해가 도움이 될듯하다.

산업혁명 전까지는 생로병사를 영위해 가는 과정에서 토지가 중심에 있었다. 태어나서 어렸을 때도 농사를 도왔고 청장년이 되면 당연히 농사의 주역이 되었고 나이 들면 손자 손녀의 육아를 도와주면서 살았다. 혹시 누가 아프더라도 생산수단이 토지인 농사를 주업으로 하는 대가족 제도 내서 해결이 되었다. 농사의 경작물이 많건 적든 간에 이를 기반으로 하여 세대 간의 협동도 이뤄지고 풍족하지도 않아도 생로병사를 해결할 수 있었다.

그러나 산업혁명이 되고 자유주의 산업사회가 도래하면서 이들은 도시 노동자로 전환되기 시작했다. 도시산업화 시대에서는 취업하지 못하는 시기와 나이가 들어 취업이 어렵게 되는 시기는 생존의 위협을 받게 되었다. 농업에 기대어 살던 시대보다 더 심한 어려움을 겪었다. 산업화 시대에 이들의 어려움은 부지런함과 게으름의 문제가 아닌 구조적 문제였다. Engels의 저서 영국 노동 계급의 상황(Die Lage der arbeitendenKlasse in England) 1845에서 1840년대의 노동자의 처지를 다음과 같이 기술한다.[54)]

53) 심상용, 심석순, 임종호 저 (2016). 사회복지 발달사 학지사. 206 p46p, 50p, 54p, 69p, 71p

독일의 소농들은 가난하고 부족하지만 최소한 안정적인 무언가를 가지고 있다. 노예는 최저 생계를 브장받고 농민은 적어도 먹고 살 땅이 조금이라도 생길 수 있었다. 생산수단이 부족하고 풍족하지 않지만 최악의 경우에도 최악의 경우로는 내몰리지 않는다. 그러나 산업사회에서의 노동자는 경제가 침체되거나 고용주의 경제상황에 따라서 생활에 위협을 받는다. 최악의 경우로 내몰릴 수도 있다. 그러나 과거와 달리 의지할 사람이 자신밖에 없는 데다 처지를 개선하기 위해서 할 수 있는 일은 없었다. 저축은 큰 효과는 없다. 기껏해야 잠깐 동안 목숨을 부지할 정도이다. 충분히 저축할 수 없거니와 일자리를 잃을 경우 어려움은 단기간에 그치지 않으며 과거의 농경사회보다 더 악화된 수준으로 살게 된다고 기술하고 있다.

이런 위협에 파고든 이론이 있었으니 생산수단의 공동화를 통해서 인민을 해방한다고 하는 마르크스의 공산주의였다. 이들은 자본주의 체체의 문제가 있다고 판단하고 이를 거부하기 시작했다. 마르크스는 공산주의를 통해서는 모든 인민에게 필요한 것을 제공한다고 선전하였다. 동시에 국가를 사업주들이 임금노동자의 착취구조를 유지시키기 위해서 만들어진 것으로 규정하였다.

산업사회에서 취업을 못한 이들의 삶을 챙기는 방법으로서 마르크스 공산주의는 매우 매력적이었다. 지금은 이미 결론이 나서 사라져가는 논리이지만 1900년도 당시에는 이러한 논리는 설득력이 있었다. 이런 상황에서 자유민주주의 산업사회의 내부에서도 이러한 약자들을 돕는 논리가 생기게 되었다. 자

54) 영국 노동계급의 상황 프리드리히 엥겔스 지음 이재만 옮김 라티오 2014

유민주주의 사회에서도 이들의 생존권을 보장하기 위하여 마르크스의 자본론에서 지적한 자본주의 약점을 개선해 나간다.

결국 공산주의는 사라져갔다. 그러나 자본주의는 그 방법을 개선하며 인류 발전의 원동력이 되어가고 있다. 이러한 이념적 변화는 복지국가로의 발전으로 이어지게 된다. 이를 가장 먼저 도입한 곳은 독일(비스마르크 시대)임에는 이견이 없다. 비스마르크는 독일 재건의 시대에서 복지제도라는 신상품을 내 놓으면 생산력 보호를 통한 산업발전과 이념의 혼란함에 의한 사회불안을 극복하려 하였다.

이러한 배경하에 출발한 복지국가의 형태는 다음과 같은 흐름으로 발전한다. 흐름을 나누자면 1900년대 초부터 2차세계대전전까지는 복지국가의 수립의 단계이다. 이 기간에 미국은 대공황의 극복과정에서 사회보장법(social security act 1935)를 제정하였고 영국은 비버리지 보고서(1944)를 발표하여 복지국가의 이정표를 세운다.

이후 복지국가는 좀 더 세련되고, 발전되었다. 물론 지역과 국가마다 차이가 이었지만, 기존에 비해서 더 많은 복지제도가 시행되었다. 이러한 복지국가의 흐름은 1970년대의 오일쇼크를 극복하는 과정에서 전환되며 생산적 복지의 개념이 대두가 된다.(그림 2-1)

그림 2-1 복지국가의 발전 단계

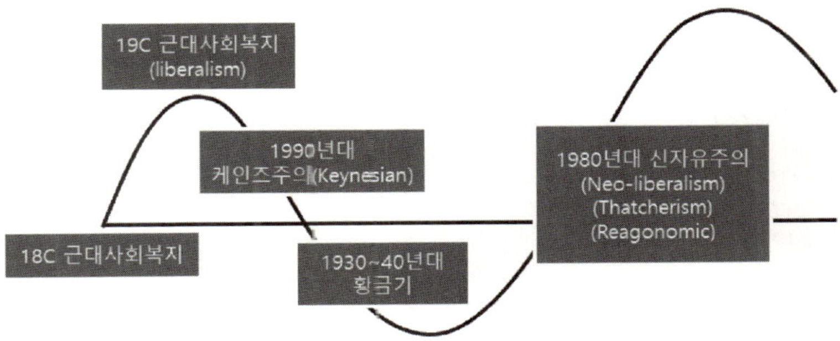

출처: 최세열 강의록 발췌 (SJ사이버교육원, 사회복지정책론)

현재 이러한 복지국가 제도의 출발에 관련된 다양한 이론이 있다.(표 2-1)

표 2-1 복지국가의 유형 분류

연구자	복지국가 유형
Willenski&Leneux (1965)	잔여적(residual) 복지국가 제도적(institutional) 복지국가
Titmuss (1974)	잔여적(residual) 모형 산업적 성취(industiral achievement preformance) 모형 제도적 재분배(institutional redistributive) 모형
Furnise& Tilton (1977)	적극적(positive) 국가 사회보장(social security) 국가 사회복지(social welfare) 국가
George & Wilding (1985)	반집합주의(anti-collectivism) 소극적 집합주의(reluctant collectivism) 페이비언 사회주의(Fabian socialism) 마르크스주의(Marxism)
Mishra (1984)	다원적 혹은 분화된(pluralist or differentiated) 복지국가 조합주의 혹은 통합된(corporate or intergrated) 복지국가
Jones (1985)	복지 자본주의(welfarer capitalism) 복지 자본주의(welfarer capitalism)
Rimlinger (1971)	사회적 시장경제(social market economy) 사회주의적 시장경제(socialist market economy)
Therborn (1986)	프롤레타리안 복지국가(Proletarian welfare state) 부르주아 복지국가(Bourgeois welfare stat)
Esping-Andersen (1990)	자유주의적 복지국가(liberal welfare stat) 보수주의적 혹은 조합주의적 복지국가(conservative or corporatist welfare stat) 사회민주적 복지국가(social democratic welfare stat)

출처: 감정기 외(2002),p.250,<표 10-10>

나. 복지상품의 핵심-의료제도

현재는 전 세계의 대부분의 국가에서 복지국가화를 지향하고 있다. 이들 제도의 대표 상품이 4대 보험이다.(건강, 연금, 산재, 고용) 이러한 신상품을 통해서 1900년대의 국가들은 이전의 민생을 안정시키는 단순한 민생구휼의 차원에서 국가의 체제 유지를 위한 더욱 견고한 제도로 진일보한다.[55] 심지어는 국가를 사라져야 할 대상으로 보았던 공산주의 국가도 복지국가의 개념을 도입하는 아이러니가 연출되기도 한다. 예를 들면 중국은 5대 복지제도를 운용한다.[56] 이러한 제도의 운용은 재원 차이는 있지만 국가 세금 또는 사회보험제도 등 국민들이 평상시에 기금을 모아서 어려움을 대비하는 것은 대동소이하다.

복지제도 중에서 의료제도 관련 비용의 규모는 국방비와 1-2위를 다툴 정도이다. 복지제도 중 가장 비중이 큰 제도로 발전되었다.(그림 1-1)

다. 주요 3개국을 통해본 필수의료의 범위

건강에 대한 권리는 역사적으로는 비교적 최근에 국가 법률에 편입되었다. 독자의 예측과 다를 수 있겠지만 가장 최초로 헌법에 명시한 국가는 구 소련이다. 1936년의 헌법 120조에 최초로 사회보장을 통한 무료 의료 서비스를 명시하였다.[57] 그 후 2차대전후 여러 국가에서 헌법의 건강권이 명시되기 시

55) 1884년 12월1일 "생산직 노동자를 위한 공적의료보험의 도입" -독일)

56) 류정희 (2015) 중국복지제도의현황과 쟁점 한국보건사회연구원 보건복지포럼 2015.04. No.222. 28p

57) http://www.departments.bucknell.edu/russian/const/36cons04.html#chap10구 소비에트 연방헌법 120조

작했다. 1948년에는 세계인권선언에서 적절한 수준의 의료 서비스 제공이 명시되었고[58] 1948년에는 유엔 56개국이 건강권을 채택하고 1978년에는 알마아타 선언(Declaration of Alma Ata)에서도 건강권이 명시가 되었다.

복지의 성격

명시된 건강권의 실행을 위해서 제공되는 범위는 제도마다 차이가 있다. 질환에 이환되었을 경우 느끼는 불편은 개인마다 다르다. 나의 가려움증은 다른 사람의 암보다도 더 고민스럽고 급하다. 나의 감기와 근육통은 타인의 심근경색으로 인한 가슴 통증보다 더 중요하다. 이는 더 이상 말이 필요 없다.

그러나 우리는 항상 이야기의 출발은 본질에서 시작한다. 20세기 주요 국가에서 의료보험 제도를 운용하는 본질은 개인이 치료를 받지 못해서 현격히 불행해지거나 의료비의 과중한 부담으로 진료를 받을 수 없거나, 파산에 이르게 되는 것, 또는 진료를 받지 못해서 노동력이 상실되거나 생명에 위협을 느끼는 등 본인의 의지와는 관계없는 의료적 위험에 대한 공동 대처를 주목적으로 한다.[59] 이 바탕에는 인간의 삶의 유지가 존재하고 있다.

생산에 대한 뚜렷한 경제이론이 없었던 공산주의 국가에 비해 자유민주주

58) 세계인권선언(1948)
제 22조 Social Security 모든 사람은 사회의 일원으로서 사회보장제도에 관한 권리를 가지며, 국가적 노력과 국제적 협력을 통하여 그리고 각국의 조직과 자원에 따라 자신의 존엄성과 인격의 자 유로운 발전을 위하여 불가결한 경제적, 사회적, 문화적 권리의 실현에 관한 권리를 가진다. 제 25 모든 사람은 식량, 의복, 주택, 의료, 필수적인 사회역무를 포함하여 자신과 가족의 건강과 안녕에 적합한 생활수준을 누릴 권리를 가지며, 실업, 질병, 불구, 배우자와의 사별, 느령, 그 밖의 자신이 통제할 수 없는 상황에서의 다른 생계 결핍의 경우 사회 보장을 누릴 권리를 가진다. 모자는 특별한 보살핌과 도움을 받을 권리를 가진다. 모든 어린이는 부모의 혼인 여 부에 관계없이 등등한 사회적 보호를 향유한다.

59) 나라마도 조금식 차이가 있다.독일식 의료보험제도는 주로 조합주의에 기반한 반면,베버리지 보고서에 기초한 영국은 조세에 근거한 복지제도를 운영한다

의 산업사회는 경제이론이 뚜렷했다. 농업사회에서 산업사회로 이행과정에서 발생하는 노동자 실직이라는 구조적 어려움을 복지제도라는 개념을 통해서 이를 해결하고자 했고, 이는 산업사회의 생산력을 바탕으로 설계된 것이다. 산업사회의 생산력은 과거 농업사회와는 비교가 되지 않을 정도로 높았기에 가능했다. 이러한 배경 속에 복지국가는 산업사회를 그 명확한 기반으로 한다. 따라서 복지제도는 무한정 주는 제도가 아니며 일정의 범위가 있고, 개인의 노력을 요구한다. 예를 들면 스웨덴의 고용보험은 무직자에게 평생 주는 급여가 아니다. 최장 300일을 넘을 수 없다. 그때까지 구직하지 않으면 구직할 의사가 없다고 여기고 정부는 더 이상 지원을 하지 않는다.[60] 일정한 기회만 주는 것이다. 복지는 무료가 아니다. 사회구조적으로 어찌할 수 없는 위험을 대비해 줌으로써 삶을 영위할 수 있도록 하는 것이 근본 취지다. 이에 의료도 이러한 개념의 연장선상에 있다.

이는 공공의 제도가 보호해야 할 대상과 지원해야 할 범위는 이러한 개념적 본질에 의해서 결정된다. 이 토대 위에 필수의료의 범위가 결정된다. 물론 범위는 국가마다 차이가 있다. 이러한 의료를 포함한 복지제도는 독일처럼 사회민주주의를 헌법에 명시한 국가에서 더욱 강한 색채를 가진다. 또는 그렇지 않더라도 사회민주주의 색채를 가진 정당이 집권이 되는 시기에는 이러한 복지제도는 강화되는 면이 있다. 의료에서 파생된 의료산업도 이러한 범주를 벗어나기 어렵다. 이러한 흐름을 이해하기 위해서 대표적 3개국을 통해서 실지

60) 출처-고용노동부 자료실 스웨덴실직급여
http://www.moel.go.kr/policy/policydata/view.do;jsessionid=GiUI7nHuwuTa5yYKBXJRC17E9z9sLqH4NeRoCTdbnjwko6xwMh8Xn208RaXCBKMu.moel_was_outside_servlet_www2?bbs_seq=6235

로 구현하는 방향을 살펴보자.

1) 독일

대륙법의 대표격인 독일은 이러한 범위를 비교적 명확하게 규정짓는다. 독일 의료보장체계의 중심축인 '공적 의료보험'(GesetzlicheKranken-versicherung. GKV)은 1884년 도입되었다. 그러나 독일에 거주하는 모든 사람들에게 제공하는 보편적 공적 의료보험 제도는 아니다.[61] 국가가 의료보장 차원에서 공적 의료보험 제도를 통해 사회적으로 보호해야 할 대상자는 일정 소득 미만의 임금근로자와 그 가족이라는 것이 오늘날까지 고수하는 독일 의료보험 제도의 기본 원칙 중 하나이다.

공적 의료보험에서 제외되는 국민은 법률로 규정되어 있다. 연간 일정 소득 이상의 고소득 근로자, 자영업자인 전문직 종사자, 예술가와 언론인, 도시 지역 자영자, 공무원은 공적 의료보험 제도의 대상자가 아니다. 이들은 공적 의료보험에의 강제가입이 면제되기 때문에 직종별로 자체 공제조합 방식의 의료보험 제도를 조직하여 운영하거나, 각 개인이 개별적으로 혹은 고용관계를 기반으로 '민간의료보험'(PKV: PrivaterKrankenversicherung)에 단체 가입함으로써 의료보장체계에 편입된다.

중요한 점은 지불자와 의료 서비스를 받는 사람의 일치에 유리한 조합주의를 기반으로 한다. 이는 효율성에 미치는 영향이 크다.

---

61) 정연택 외 19 주요국 사회보장제도 2 독일 한국 보건사회 연구원 2018 510p 참고로 이탈리아의 경우에는 보편적 의료로서 국내 거주인에게는 거의 혜택을 제공한다.

2) 영국

영국의 필수의 개념은 보편적 의료보장《(Universal Health Coverage: UHC)》으로 요약된다. 보편적 의료보장은 건강을 기본권으로 포함한 세계보건기구(World Health Organization : WHO) 알마아타 선언(1978)에 잘 나타나 있다. 모든 인류가 진료비 걱정 없이 의료 서비스를 누릴 수 있도록 하는 데 그 목적이 있다. 이는 NHS 가치 선언문에서 그 내용을 찾을 수 있다.

1948년 7월 5일 당시 보건부 장관인 Aneurin Bevan은 다음과 같은 원칙 세 가지를 세웠다. 1) 모든 사람의 요구를 충족, 2)무료, 3)지불능력이 아닌 임상적 필요성의 기준을 세웠다. 이러한 원칙을 구현하기 위한 7가지 원칙을 보면 1조에 'The NHS provides a comprehensive service, available to all'을 명시해 놓고 있다.[62] 이는 독일의 의료제도보다는 대상 범위가 넓다는 것을 알 수 있다.

3) 프랑스

프랑스는 프랑스혁명(1789) 시기에 병원 국유화를 통해서 공공의료 서비스를 시행하였다.[63] 프랑스 보건 의료제도의 기본체계가 완성된 것은 2차 세계대전이 끝나고 나서부터이다. 1941년 공공의료 서비스 공급을 담당하는 공공병원을 정비하였고, 1945년 10월 법령을 통해 전 국민 사회보장제도(Securite Social)가 도입되면서 재원조달체계가 확립되었다. 1945년 확립된

62) https://www.gov.uk/government/publications/the-nhs-constitution-for-england/the-nhs-constitution-for-england. NHS 선언문

63) 주요국 사회보장제도 10 프랑스의 사회보장제도 2018년 12월 노대명 외 10 한국보건사회연구원 384 page

프랑스 의료보험 제도(L'assurancemaladie)는 독일식 비스마르크(Bismarck) 제도와 영국식 베버리지(Beveridge) 제도의 혼합형이라고 할 수 있다. 2009년 프랑스는 사회보장지출의 70%를 노동자와 고용주의 사회적 기여금(CotisationsSociales)에서 조달하고 있기 때문에 비스마르크 방식의 사회보장제도를 채택하고 있다고 할 수 있다. 반면 1945년 10월에 제정한 법령 제1조에 선에서는 지원의 범위를 소득능력을 약화시킬 모든 종류의 위험으로부터 보호라는 측면이라고 명시하고 있다. 이는 보편적 의료보장(UHC)와 유사하다. 이는 영국식 베버리지 제도가 혼합된 것으로 본다.

4 복지제도의 변화

가. 세계화 속에 갈등 중인 복지

현대는 세계화 이전의 복지제도와 세계화 이후의 생산적 복지제도 간의 갈등 중이라고 표현 할 수 있다. 세계화 이전은 유럽의 진보적 정치이념에 기반한 복지제도가 주류를 이루었다. 그러나 이러한 시기에는 공산주의와 민주주의의 이념적 대립이 진행되는 시기였다. 이에 복지제도도 이러한 영향을 받았다. 그러나 소련의 붕괴로 이러한 이념적 대립이 어느 정도 해소되면서 세계는 신자유주의 금융자본주의에 의해서 새로운 변화를 맞게 된다. 금융자본주의는 국경이 없었다. 이념보다는 이익을 따라 국경을 넘나 들었고, 이는 세계의 경쟁을 좀 더 가속화시켰다. 이에 기존의 복지제도도 이에 반응한다. 이 시기의 초기에는 기존 제도의 관성의 법칙처럼 복지를 좀 더 늘리고자 하는 시도가 생긴다. 예를 들어보자. 아래 표2-2의 스웨덴의 소득세를 보면 이 시기에 급격히 오른다.

표 2-2 Development of tax take (% of GDP)

Total, % of GDP, 1965 - 2019	Development of tax take (% of GDP)											
	▼1965	▼1970	▼1975	▼1980	▼1985	▼1990	▼1995	▼2000	▼2005	▼2010	▼2015	▼2019
United States	23.56	25.78	24.65	25.57	24.66	26.03	26.55	28.29	26.10	23.46	26.18	24.47
United Kingdom	30.10	35.04	34.17	33.38	35.07	32.87	29.36	32.80	32.55	32.13	32.44	32.98
Switzerland	16.51	18.16	22.49	23.26	23.82	23.75	25.52	27.61	26.65	26.59	27.57	28.53
Sweden	30.93	35.16	38.35	43.13	44.15	48.98	45.31	48.77	46.69	43.06	42.85	42.91
OECD - Average	24.85	26.72	28.61	30.07	31.51	31.15	32.54	33.27	32.98	31.91	33.31	33.84
Norway	29.45	34.26	38.83	41.94	41.87	40.25	39.37	41.66	42.55	41.80	38.42	39.93
Korea			14.52	16.51	15.38	18.37	18.64	20.92	21.66	22.38	23.74	27.38
Finland	30.04	31.18	36.14	35.34	39.17	42.93	44.50	45.76	42.04	40.56	43.52	42.19

출처: OECD tax database (2020) Accessed 2021. 3 17

그러나 세계화의 대세를 막기에는 어려웠던 것으로 보인다. 영국의 대처 수상과 레이건 미 대통령에 의해서 대표되는 신자유주의는 기존 복지제도의 약점을 파고들며 생산적 복지로의 전환을 종용하였다. 이에 기존 제도의 낭비적 요소들은 공격을 받게 된다. 이들은 자본과 기업이 복지 만능주의 속에 자유시장경제가 훼손되는 것을 우려했다. 예를 들면 북유럽 국가의 건강지표는 매우 우수하다. 그러나 이러한 건강함에도 불구하고, 무능력 실업과 장애 및 질병 수당 및 의료비용에 매우 높은 비용이 지출되고 있는 아이러니한 상황이 관찰되었다.[64] 이러한 상황은 생산적 복지가 대두되면서 축소된다. 표 2-3을 보면 이 시기를 지난 후 다시 축소됨을 알 수 있다.

64) NimaSanandaji (2015) SCANDINAVIAN UNEXCEPTIONALISM The institute of Economic affair, ISBN 978-0-255-36704-2 77-79

질병 수당은 근무환경 등이 불편만 해도 청구하는 도덕적해이가 나타났으며[65] 스포츠 행사 기간 동안의 결근율도 급격히 증가했다. 예를 들면 1988년 동계올림픽 당시 남성들 사이에서 질병으로 인한 결근이 거의 7% 증가했으며, 1987년 크로스컨트리 스키 World Championship의 TV 방송 시기에는 16% 증가했다.[66] 2002년 월드컵 기간 동안 질병으로 인한 남성 병가는 2002년 월드컵 기간 동안 41% 증가했다. 시간이 지남에 따라 직업윤리가 악화되었음을 나타내는 것으로 볼 수 있다.[67]

표 2-3 Public expenditure on cisability and sickness cash benefits, in % GDP

Country \ Year	1980	1990	2000	2005	2010	2015	2017	2018
Australia	0.9	1.7	2.6	2.3	2.3	2.5	2.2	
Belgium	3.6	2.6	2.0	2.1	2.5	2.9	3.0	
Canada	0.7	1.1	0.9	0.9	0.9	0.8	0.7	0.7
Denmark	4.1	3.7	3.8	4.4	5.9	5.2	4.9	
Finland	3.5	4.1	3.7	3.6	3.9	3.6	3.2	
France	2.7	2.0	1.7	1.8	1.6	1.7	1.7	1.7
Germany	2.0	1.9	2.1	2.0	2.0	2.1	2.3	
Italy	1.9	1.9	1.4	1.5	1.7	1.8	1.8	
Japan	0.6	0.5	0.7	0.7	0.9	1.0	1.1	
Korea		0.2	0.3	0.5	0.5	0.6	0.6	0.6
Norway	3.4	4.6	4.6	4.3	4.2	4.3	4.4	
Sweden	4.5	5.2	4.8	5.2	4.1	4.1	3.8	
United Kingdom	0.9	2.0	2.2	2.1	2.0	1.8	1.9	
United States	1.1	1.0	0.9	1.0	1.2	1.1	1.1	1.0
OECD - Total	2.1	2.2	2.1	2.1	2.1	2.1	2.0	

출처: https://stats.oecd.org/Index.aspx?QueryId=33415#
Data extracted on 14 Mar 2021 09:05 UTC (GMT) from OECD.Stat

복지의존 가속화 속에 모럴해저드가 발생되는 것이다. 이는 교통사고 후

65) Modig, A. and Broberg, K. (2002) Ar det OK att sjukskriva sig om man inte ar sjuk? Memo T22785, TEMO, Stockholm.

66) Skogman Thoursie, P. (2004) Reporting sick: are sporting events contagious? Journal of Applied Econometrics 19: 809-823.

67) Persson, M. (2005) Korta sjukskrivningar under fotbolls-VM 2002-en empirisk studie. Mimeo, Department of Economics, Uppsala University.

아프지 않아도 입원하여 보험료를 타는 것과 비슷한 것이다. 이러한 예는 생산적 복지가 중요함을 알게 해준다.

그러나 이에 반대하며 기존 복지를 고수하고 확대하려는 측의 반론도 만만치 않다

한 예로 이들은 과거의 복지가 재원의 소요가 많고 효율성이 낮다는 비판에 노동을 늘림으로서 해결할 수 있다고 주장한다. 또한 일한자만이 복지를 누릴 수 있다는 워크페어 개념에는 동의하지 않는다.[68)]

세계화 초기에는 금융자본주의에 입각한 생산적 복지 측면이 우세한 듯하였다. 그러나 노동이 금융 생산성을 따라가지 못한 결과인 빈익빈 부익부의 가속화는 현재는 논쟁의 차원을 넘어선 새로운 이념의 문제로 번질 가능성이 점점 높아지고 있다.

마르크스의 자본론에서는 자본주의의 약점을 기술한다. 그러나 인류는 이러한 약점을 효과적으로 보완해 왔다. 마르크스가 예언한 독점에 의한 붕괴 예측도 빗나갔다. 예를 들면 미국은 독점 회사인 스탠더드 오일사를 35개 사로 분해하는 등 독점으로부터 시장을 보호하였다.[69)] 공산단 선언에서는 자본가를 이기적인 존재로 보았지만 자산의 90% 이상을 사회에 환원하는 사업가로 상징되는 나눔의 개념은 이러한 논리를 의미 없게 만들었다. 노동자도 주식을 살 수 있고, 펀딩에 동참이 가능하는 등 자본가와 노동자의 경계선도 모호해진다. 약점을 보완해 가는 진화능력이 자본주의의 가치임을 보여주는 예

68) 아스비에른발 지음 남인복 옮김 지금 복지국가는 어디로 가고 있는가 부글2012 27p

69) Manns, Leslie D., "Dominance in the Oil Industry: Standard Oil from 1865 to 1911" in David I. Rosenbaum ed., *Market Dominance: How Firms Gain, Hold, or Lose it and the Impact on Economic Performance*, p. 11 (Praeger 1998).

들이다.

물론 사회구성원들이 기울어진 운동장에서 피해 받지 않도록 하기 위해서 지속적으로 제도를 가다듬어야 한다. 이 부분은 좀 더 강화가 될 전망이다. 앞으로의 복지제도는 다시 새로운 국면으로 전환될 것이다. 그러나 아픈 사람은 다 치료를 해주어야 하는 인간 존엄의 도덕적 명제 속에 사회의 지속 가능성을 위해서 제한을 두어야 하는 복지의 태생적 본질은 차가운 느낌임을 지울 수 없다.

의료는 따뜻해야 한다. 그러나 의료제도의 온도는 차가울 수 있다. 가슴은 따뜻하지만 머리는 차가운 것과 비슷한 맥락이다. 복지제도는 시대의 상황에 따라서 변하고 있는 중이다.

나. 유사해지는 의료제도

표 2-4를 보면 알 수 있듯이 주요국의 의료제도는 점차적으로 유사해지고 있다.[70] 이렇게 유사해지는 두 가지 이유가 있다.

1) 벤치마킹 - 서로 닮아가기

첫째는 의료 서비스의 다양성에 따른 필수불가결한 벤치마킹이다. 과거 문헌에 보면 알렉산드리아 도서관에는[71] 전문의제도가 있었다고 전해질 정도

70) OECD의 자료를 바탕으로 재정리함

71) 알렉산더 대왕은 아리스토텔레스의제자답게 알렉산드리아 도서관을 건립한다. 약 70만권의 장서를 보유했다고 전해진다.기원전 48년에 화재로 인해서 소실되었다.이러한 기존지식의 소실로 인해 의학의 발전이 다시 암흑기에 접어들었다고 전해진다.
Phillips, Heather A., "The Great Library of Alexandria?". Library Philosophy and Practice, August 201013-19p

로 의료는 세분화되어 있다. 현재에도 20여 개가 넘는 전문과(예 내과)[72]에 150여 개가 넘는 분과(예 심장내과, 신장 내과 등), 관련 의료직종에만 100여 개가 넘는 관련 자격증이 있다. 질환도 만성, 급성, 응급, 비응급, 생명직결 및 비직결 등 등으로 나뉜다. 치료 분야도 완치 치료와 유지치료, 약, 수술, 시술, 재활 등으

표 2-4 주요국의 의료제도 summary

	전국민 공적보험 가입여부	경상의료비중 정부 의무가입 보험 재원비중	예산결정 및 주요관리책임	본인 부담금	본인 부담금 상한제도	진료비 지불제도	주치의제도 및 의료전달 체계
한국	전국민 단일보험	58.9%	정부(복지부), 관련위원회	있음		행위별수가제 , 포괄수가제 등	
대만	전국민 보험가입		행정원 위생복리부	있음		총액계약제, 부분별 포괄수가제, 행위별수가제, 성과지불보상, 인두제	시행중
벨기에	전국민 보험가입	77.2%	연방정부내의 사회보건부 장관이 지휘	있음	있음	총액예산제, 포괄수가제, 행위별수가제, 정액수가제, 고정선불예산제	시행중
호주	전국민 보험가입	68.9%	연방정부	있음	있음	총액예산방식, 포괄수가제, 행위별수가제	시행중
캐나다	전국민 보험가입	69.8%	연방정부, 주정부, 지역보건국	없음		총액예산제, 행위별수가제	시행중
미국	아님(현재 오바마 케어로 가입 추진중)	84.5%					
프랑스	전국민 보험가입	83.4%	의회 및 전국건강보험공단	있음	있음	총액예산방식, 포괄수가제, 행위별수가제 지출	시행중
일본	전국민 보험가입	84.1%	정부(후생성)	있음	있음	포괄수가제, 행위별수가제	유사제도시행
독일	전국민 보험가입	84.4%	연방정부, 주정부 건강보험관련 조합에 분산	있음	있음	총액예산방식, 포괄수가제, 행위별수가제	유사제도시행
영국	전국민 보험가입	78.8%	보건부예산내책정(3년 단위)	없음		총액예산방식, 인두제, 성과급제, 포괄수가제	시행중
스웨덴	전국민 보험가입	83.7%	각 자치단체의 예산안	있음	있음	인두제, 행위별수가제, 성과지불제, 포괄수가제	유사제도시행
네덜란드	전국민 보험가입	81.5%	독립적 감독기구	있음	있음	인두제, 행위별수가제, DTC(DRG일종)	시행중
싱가포르	전국민 보험가입		정부(조세)			행위별수가제, DTC(DRG일종)	

대부분의 구조가 수렴하고 있다.
1. 대부분 전 국민 의무보험을 통해서 가입되어 있음
2. 공적 기금에서 의료비용 지출비용을 70-80%를 유지
3. 민간보험을 통해서 보충하고 있음
4. 전체 예산의 결정권을 정부 및 전문위원회를 통해서 예산통제를 시행중
5. 본인 부담금제도 주치의 제도 등 의료비의 모럴해저드를 방지
6. 질환에 따라 진료비의 지불제도를 거의 비슷하게 도입 사용중

출처: OECD healthdata 2019의 자료 등을 재구성함

72) 내과, 외과등을 지칭하는 분류

로 나뉘고 투약 부분도 세분화되어 복용약, 주사약 등 다 열거하기 어렵다. 대상도 남성, 여성, 유아, 청년 노인 등 다양하다.

이러한 복잡한 의료 서비스를 전달함에 있어서 전부 좋은 결과를 내기 어렵다. 이에 필연적으로 부족한 부분이 나타난다. 이를 개선하기 위하여 다른 나라의 장점을 참고할 수밖에 없다. OECD 헬스데이터, 또는 유럽의 헬스케어 위원회[73] 등이 각종 보고서를 통해서 벤치마킹을 더욱 편리하게 해주고 있다.

2) 운신의 폭이 좁은 의료제도의 혁신 방법

유사해 지는 두번째 이유는 시도할 수 있는 개선의 방법도 제한되어 있기 때문이다. 대부분의 국가가 의료비용을 강하게 억제하고 있다. 이에 주요 국가의 의료제도는 꽉 닫힌 운동장에 비유할 수 있다. 이에 운신의 폭이 넓지 않다. 결국은 닫힌 공간에서 자리 바꿔서 앉는 정도의 혁신에 머무르게 된다. 이에 주로 창의적 방법보다는 서로 참고하고 베끼는 방법에 머무를 수 밖에 없었다. 따라서 지금 이 시간에도 각국의 해당 실무자가 가장 눈여겨보는 것은 OECD 평균이다. 각국의 복지 관련 공무원들은 본국의 지표가 평균보다 낮은 것에 민감해 한다. 한정된 선택지에서 남들만큼은 되어야 의회나 국민으로부터 비판을 덜 받기 때문이다. 결국 유사해질 수 밖에 없다. 표 2-4는 한국을 제외한 주요국이 거의 유사해짐을 보여준다.

73) https://www.coe.int/t/dg3/health/cdsp_EN.asp

III

한국의료제도

역사, 구조, 진화 예측

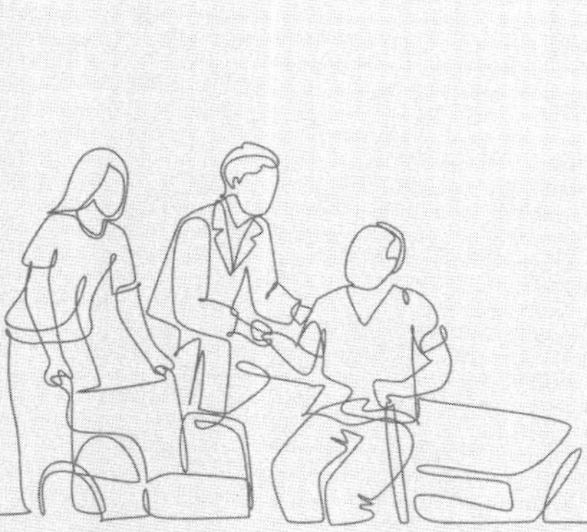

1 한국의료제도의 근대약사(略史)

한국의 의료는 3단계로 이뤄진다. 제1단계는 1976년-2000년까지이다. 주로 전 국민 단일 의료보험 제도를 만드는 데 집중된다. (1963년에 의료보험법이 만들어지기는 했지만 1976년에 본격적으로 시작된다) 두 번째 단계는 의료의 보장성을 늘려가는 2000년대 이후의 기간이다. 세 번째 단계는 2010년대 이후 의료비 증가 억제 시작 기간이다.

가. 1단계- 전 국민의료보험 가입까지

1961년 5월 16일 당시 국가 재건회의 의장이었던 박정희 전 대통령은 1962년 7월 사회보장제도를 확립할 것을 지시한다. 이에 1963년 11월에 사회보장에 관한 법률과 산업재해보상법이 처음 제정되어 의료보험 조합을 설립할 수 있는 근거법이 되었다.[74] 이러한 배경에는 분단국가인 한국의 남북한 경쟁심도 작용을 했다. 당시 각료들은 의료보험 시행이 시기 상조이며 경제여건의 미성숙을 이유로 반대하였다. 이 시기는 지금과는 달리 북한의 경제력이 남한을 압도하고 사회주의 체제가 사회복지부분에서 우위를 점하던 부분도 작용을 하였다. 또한 북한 주민은 무상 의료를 받는다는 대남선전이 박정희 대통령으로 하여금 강제 시행을 압박하게 하는 계기가 되었다.

초기에는 강제조항이 없이 임의가입 형태를 취했다. 이 시기에 한국은 가

74) 대한민국 국가기록원 국민모두에게 의료혜택을 월간조선 한강의 기적을 만든 사람들 복지정책 50년 "평생 건강 지킴이 건강보험 2013년 7월호 vol. 77". 2019년 1월 24일에 원본 문서에서 보존된 문서. 2019년 1월 24일에 확인함.

장 가난한 나라 중 하나였다. 기업과 개인은 돈이 없었다. 이 시기에 사회복지 비용의 지출은 수출경쟁력에 부담이 되었다.[75] 이에 근거법을 마련하였지만 거기까지였다.

그러나 1970년대 이후 한국은 눈부신 경제발전을 이룩한다. 이에 의료제도 개선이 본격적으로 진행된다. 다른 정치적 의도도 있었다고 전해지기도 하지만 시기상으로도 1963년의 식물 법안이 깨어날 때가 되기도 했다. 1976년 12월에 법 개정을 통해서 강제가입조항이 추가되면서 비로소 오늘날의 한국 의료보험의 틀이 만들어졌다. 1977년 1월에 저소득자를 위한 의료보호제도가 먼저 실시하였고, 1977년 7월에는 500인 이상 사업자의 직장의료보험 실시, 1988년 1월에 농어촌 지역의료보험. 1989년 7월에는 도시지역의료보험을 실시함으로써 실질적 실행 12년 만에 전국민의료보험을 실현하였다.

이후 통합을 진행한다. 1998년에는 227개 지역의료보험 조합과 공무원 의료보험관리공단을 통합해 국민의료보험관리공단을 설립하고 직장의료보험 조합들은 140개로 통합했다. 2000년 7월부터 국민의료보험관리공단과 139개 직장의료보험 조합이 단일조직으로 통합되었다. '의료보험'은 '건강보험'으로 개칭되었다. '국민의료보험관리공단'은 '국민건강보험공단'으로 명칭이 변경되고, 의료보험연합회가 건강보험심사평가원으로 변경되면서 오늘날에 이른다.

한국은 전 국민 가입도 세계에서 최단 시간에 제도를 이루었다. (독일은 100년 정도)[76]

---

75) The Political Economy of the Small Welfare State in South Korea(Cambridge University Press, 2017)Jae-jin Yang

나. 2단계 보장성 확대

1989년의 전 국민 의료보험 가입 달성과 2000년도에는 통합을 이뤄내며 이는 세계에서도 유례가 없는 빠른 속도로 의료제도를 안정화시켰다. 이로써 부족하나마 제도의 폭은 완성이 되었다. 그러나 보장성은 아직도 상당히 미흡한 수준이었다. 본인 부담금이 50%로 높게 설정되어 있었고 보장성과 접근성도 높지 않았다. 저소득층에게 의료비는 여전히 큰 부담이었다.

이에 2000년대 이후부터 2단계로서 보장성 강화를 시작한다. 2000년까지는 180일로 제한되었던 급여일수의 제한이 없어지고, 급여의 확대를 시행했다. 현재는 대부분의 필수의료가 급여의 대상이 되어 있다. 목록을 일일이 나열하지 않는다. 여러분이 받고 있는 진료의 60% 정도가 보장성의 영역이라고 생각하면 된다.

다. 3단계 의료비 억제 정책

2010년 이전까지 보장성 확대 정책으로 인해 의료비는 매우 빠른 증가를 보인다. 급여일수 확대, 급여항목 확대, 본인 부담금 완화 등 보장성 확대가 주요 원인이다. 그러나 이 시기의 한국의 경제는 그 이상의 속도로 발전하였다. 이에 높은 의료비 증가율을 견뎌낼 수 있었다. 이 시기의 의료비용의 증가 원인은 주로 보장성 확대에 의한 것으로 사회적 이해를 구하기 어렵지 않았다. 이에 어쩔 수 없이 감내해야 한다고 여겨졌다. 그러나 2010년 이후는 상황은 이전과는 느끼는 온도차가 확연히 달라진다.

76) 2011 발전경험모듈화사업: 전국민 건강보험제도 운영과 시사점. 보건복지부 2011 정부간행물번호 11-1051000-000177-01

그림 3-1 경제성장률 & GDP 대비 경상의료비 비율(한국)

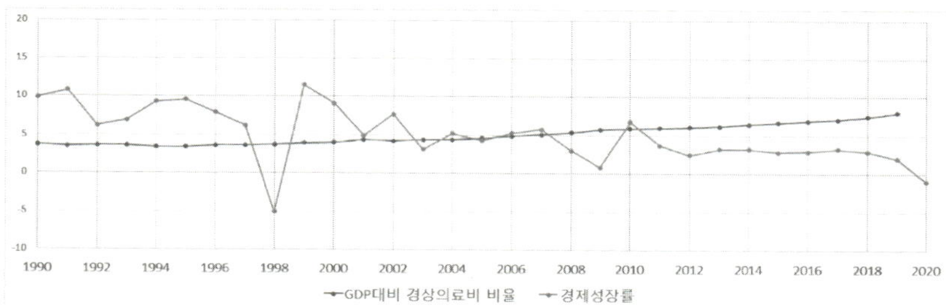

출처: 보건복지부 국민보건계정 비교 및 재구성

그림 3-1에서 알 수 있듯이 2010년 이후로 국민의료비는 경제성장률이 견디기 어려울 만큼 괴리가 심해져 갔다. 2010년 이후의 한국의 평균 경제성장률은 3.31% %(GDP 기준) 인 반면, 의료비 증가율은 6.69%이다.(표 1-2, 그림 3-1 참조) 의료비 증가율이 평균 경제성장률의 2배를 넘었다. 이는 국가운영에 부담이 되기 시작하였다. 그러나 오히려 이러한 부담을 극복하고자 보장성을 더욱 강화했다. 보장성을 강화하면 가계 부담을 줄일 수 있다는 생각 때문이다. 그러나 상대적으로 증가되는 비보험 진료의 증가로 보장성은 60%를 넘기가 어려웠다.[77] 이 시기에 대통령 후보 선거의 공약을 보면 보장률 80% 달성을 공약으로 내세울 만큼 보장률 60% 넘어 80%로 가는 것은 선진복지국가의 중요한 요소였다.[78]

이에 보장성을 60% 이상으로 끌어올리기 위해 가격통제와 지불 방법의 변화를 주기 시작한다. 하나는 수가 억제 정책이다. 이는 건강보험정책심의위

77) 2020년 OECD헬스데이터 소책자자료 한국의 보장성은 59.9% (2018년 OECD평균은73.8%)

78) 17대 문국현공약 건강보험 보장율 85% / 이인제공약 건강보험 보장율 80% 공공의료비율 30%
18 대 박근혜공약 건강보험보장율 80% / 문재인공약 건강보험보장율 90% / 안철수공약 80%
19 대 유승민공약 80% /심상정공약 80%

원회의 심의 의결기구를 통하여 억제하고 있다. 유사한 방법으로 대부분의 국가에서 진료 수가 억제를 합의 형태로 진행시킨다. 억제를 부드럽게 포장하여 이해관계자의 저항을 최소화하기 위함이다.

다른 하나는 행위별 수가제의 포괄 수가제로 전환시도이다. 초기 경제발전이 미약한 상태에서의 제도 시행을 위해서 도입된 행위별 수가제는 초기 의료제도의 안정화 부분에서는 유리했다. 그러나 현재에는 의료비의 급격한 상승의 원인 중의 하나로 지적된다. 추가적으로 행위별수가제의 자체적 문제와 더불어 한국의료의 구조적 상황은 이를 더욱 악화시켰다. 이미 여러 주요국들이 의료비 억제 정책을 위해서 시행하고 있는 포괄수가제를 점차적으로 도입하기 시작한다. 현재 한국은 다른 방식의 억제 정책을 새로 시행하고 있다.

2 현재 한국의 불완전한 의료제도를 잉태(孕胎)시킨 기본정책 3가지

1900년대 초반 유럽은 이미 자우민주주의를 넘어서 정치이념에서는 사회민주주의의 색깔이 짙어졌다. 독일은 이를 헌법에 명시하기도 하였다. 유럽의 주요국도 비슷한 상태였다. 사회민주주의 또는 유사 이념의 관련 정당이 집권하는 동안은 이러한 색채로 운영되었다. 이러한 이념 토대 속에 복지제도는 더욱 발전하게 되었다. 즉 유럽의 의료복지정책의 이념적 어머니는 복지가 강화된 자유민주주의 또는 사회민주주의라고 볼 수 있다. 유럽은 그 토대 위에 이념적 변동이 크게 없이 현재까지 발전 및 변화를 모색해 가고 있다.

그러나 한국은 단기간의 압축성장 과정에서 의료제도에 영향을 크게 미치는 국가의 정치 색깔이 몇 차례 바뀐다. 명확히 선을 가를 수 없지만 복지제도의 태동 및 초기 제도화는 권위주의 국가관에서 시작이 되었다. 그러나 보장성 강화 및 확대는 자유 민주주의하에 이뤄졌다. 그리고 이후 또다시 다른 변화가 모색되고 있다. 태동과 운영 과정에서 이념의 온도 차이가 뚜렷하다. 한국의 의료제도는 이념적 어머니가 둘인 셈이다.

압축성장 속에 혁신이 부족했다. 짧은 시간 내에 제도를 정착 시킨 것도 원인일 수 있지만 동시에 혁신 필요성을 크게 느끼지 못했을 가능성이 가장 높다. 아마도 권위주의 시대에 만들어진 제도가 운용하기가 좀 더 편했을 것이다. 이러한 배경 속에 갈등은 이미 예견되어 있었다.

가. 강제지정제[79)]

1) 공공 역할 의료기관을 최단기 확보 가능하게 한 강제지정제

공공의료 역할을 수행할 기관을 최단기 확보 가능하게 한 강제지정제가

79) 한국의 보험의료기관 지정은 당초 매우 자율적인 형태로 시작되었다. 1963년 제정된 의료보험법에는 보험의료기관은 보험자의 신청에 의해 지정되고, 의료기관은 언제든지 이를 취소청구 할 수 있는 권리를 보장하였다.(의료보험법 법률 제1623호 1963. 12. 16. 제정 1964. 3. 17. 시행 제39조 제 2항 및 40조 제 1항) 그러다가 1970년 의료보험법의 개정을 통해보험자의 신청권한이 폐지되고, 그 지정권은 정부 주무장관에게로 넘어갔다. 하지만 이때까지도 의료기관의 보험의료기관 지정 취소 청구권은 유지되었다.(의료보험법 법률 제2228호 1970. 8. 7. 전부개정 1970. 8. 7. 시행 제42조 제2항 제43조 제1항) 그 후 1976년의 개정 시 의료기관의 지정 취소청구와 관련된 규정이 삭제됨으로써 결국 의료기관의 보험의료기관 지정 취소청구권도 폐지된 반면, 다른 한편으로는 보험자에게 요양기관 지정권과 취소권이 부여되었다.. 이로써 의료기관의 보험환자 진료여부와 관련된 자기결정권은 더 이상 존재하지 않게 되었으며, 이는 곧 의료기관 강제지정제의 시작을 의미하는 것으로서, 이때부터 의료기관이 요양기관 지정과 관련하여 할 수 있는 것은 없었다. 의료보험법은 1979년 또 다시 개정되는데, 이때 요양기관 지정 및 취소권자가 보험자 외에 보험자단체로까지 확대되었다. 또한 의료공급자 단체와의 협의를 통한 지정도 가능하게 되었다. 그리고 지정받은 의료기관은 정당한 이유없이 이를 거부하지 못하도록 규정하였다.

제도화되었다. 이를 살펴보기 위해 의료의 공급 방식을 살펴보자. 의료 서비스는 공급 방식에 따라서 질과 접근성에서 차이를 보여준다.[80] 하나는 직접 공급방법이다. 이는 공, 사보험자나 정부가 재정을 마련하여 인력과 시설을 갖추고 직접 공급한다. 국가가 직접 서비스를 제공하는 국가보건서비스 방식(NHS)이나 의료공급자와 보험 사업자가 통합된 형태인 건강 유지조직(HMO)에서는 주로 이 방법을 사용한다. 다른 하나는 공, 사보험자가 의료의 재정만 마련하고 의료공급은 계약을 맺어 간접적 공급하는 방식이다. 사회보험제도에서도 직접 공급은 가능하지만 실제로 이 방법을 채택하는 국가는 남미의 몇 나라에서 시작하다 지금은 거의 없어지고 있다. 유지가 어렵기 때문이다. 그래서 사회보험제도에서는 주로 간접 공급 방식을 선호한다.

우리가 살펴볼 부분은 간접 공급방법이다. 간접 공급방법은 사회보장제도의 도입에 따라 보험자가 의료기관과 계약을 맺어 피보험자에게 간접 방식으로 의료 서비스를 제공하는 방법이다.[81] 의료기관에 대한 진료비를 이용자가 직접 지불하고 뒤에 상환 받는 상환제(reimbursement) 방법과 의료수요자는 보험료 일부만 선불로 내고 진료비는 보험자가 의료기관에 지불하는 제3자 지불제(third-party payment)로 분류된다.

우리가 관심을 가져야 하는 것은 계약의 형태이다. 아래에 기술하는 계약제, 지정 신청제, 강제지정제가 있다.

80) 이규식 2002 건강보험의 새로운 패러다임 모색 사회보장연구 2002년 18권 2호 p.231 ~ 268

81) 이규식 2002 건강보험의 새로운 패러다임 모색 사회보장연구 2002년 18권 2호

1) 계약제

이는 사회보험체계(NHI)에서 민영건강보험과 의료공급자의 네트워크 내에서 이루어진다. 말 그대로 계약하는 것이다. 사회보험 방식의 공공건강보험제도에서의 계약은 의료라는 공공재적 특성이 반영된 계약 내용을 보편적으로 사용한다. 물론 계약 또는 협정 내용의 초안 마련 과정에 각계 대표가 참여하지만 공공성이 강하게 반영된다.

이와 달리 민영건강보험의 경우 자율적인 방식으로 계약을 체결하는 경우가 많다. 일부 국가의 경우 국가에서 수가 등 중요 계약 대상에 대한 가이드라인만 제공해 주는 경우도 있다. 피보험자가 미계약 의료공급자를 이용하는 경우에도 보상을 해주어야 하는 경우도 있는데, 이때 피보험자에 대한 보상금액이 낮아지거나 본인 부담금을 높이는 경우가 통상적이다. 미국에서 운영 중인 PPO(preferred provider organization)나 HMO의 POS 옵션에서 이러한 방식을 채택하고 있다.

2) 지정 신청제

지정 신청제는 사실상 계약제에 해당하는 방식이다. 이는 일본 등 사회보험제도를 채택하고 있는 일부 국가에서 시행된다. 의료공급자의 신청이 있을 때 정부 또는 보험자가 지정을 행하는 방식이다. 당연(또는 강제) 지정제는 의료기관의 선택이 허용되지 않는 반면, 지정 신청제는 지정 이후에도 의료기관의 선택에 따라 보험의 지정을 사퇴하거나 등록을 말소할 수 있다는 점이 다르다. 한편 보험 요양기관의 지정을 받지 않은 소수의 비지정 의료기관들은 사회적 특수계층이나 특별한 기술에 의한 진료를 원하는 환자와의 자유계약에 따른 진료가 허용된다.

3) 강제(당연) 지정제

강제 또는 당연 지정 제도는 의료공급자 측의 의사와 상관없이 지정권자의 선택으로 당연히 건강보험 요양취급기관이 되는 제도이다. 물론 의료기관 또는 의료인이 건강보험 취급을 거부하거나 지정을 취소할 수 없다. 이 제도는 국민의 기본권으로서의 건강과 생명 보장을 위하여 전 국민에 대한 보험 가입을 강제한 것과 같이 의료공급을 담당하는 의료기관에 대해서도 참여를 의무화 한 것이라 할 수 있다. 우리나라의 당연 지정 제도는 건강보험 시행 초기 부족한 의료자원을 효율적으로 이용하기 위해 도입되었으나 환자의 선택권 박탈, 사유재산권 침해 등 사적 자치의 원리에 부합되지 않는 제도로 장기적으로 계약제로의 전환이 논의되고 있다.[82]

4) 독일과 일본의 경우

다른 나라의 예를 들어보자. 사민주의를 헌법에 명시한 독일의 경우를 살펴보아도 강제지정제는 전체 의료기관에 적용되지 않는다. 강제 지정의 경우 주로 대형 대학병원이 주대상이다. 그리고 그에 맞게 지원한다.[83] 그러나 그 외는 대부분 계약 체결에 의해서 보험 환자를 진료할 수 있는 요양기관이 된

82) 건강보험 요양기관 당연지정제도 이후의 의료체계 조명 한국의료법학회지 2002년 10권 1호 p.123-134 박은철, 황덕남, 이대희, 손명세,

83) Simon, M., Das Gesundheitssystem in Deutschland, 2010.pp 256-260

다. 민간병원이 공공보험 환자를 진료하는 것은 계약의 문제이지 강제지정제에 의해서는 아니다. 일본의 경우에도 강제지정제가 존재하지 않는다. 일본도 민간 의료기관의 경우에는 계약에 의해서만 지정이 된다.

5) 주요 국가 중 한국에만 존재하는 강제지정제

한국만 있다. 이유는 뭘까. 강제적 제도 시행은 시대적 이유가 있었다. 한국은 의료제도 시행 초창기에 공공병원을 설립하기에 재정이 부족했다. 이에 비슷한 효과를 발생시킬 수 있는 정책이 필요했다. 공공의료보험 환자를 민간병원에서 강제로 진료하게 하였고 이를 거부 시에는 형사적 처벌을 하는 법을 만들었다. 이것이 강제지정제이다.

한국의 국민건강보험법 제42조 제1항에 의하면 모든 의료기관은 건강보험 환자를 진료해야 하는 건강보험 요양기관이다. 지정이나 신청, 허가 등 별도의 절차도 없다. 의료기관의 개설 주체나 자금 투자자도 고려의 대상이 아니다. 민간 자본에 의하던지 공적자금에 의한 요양기관이든 관계없다. 또한 그 규모도 고려의 대상이 되지 못한다.

이를 요양기관 당연 지정제라고 하며, 요양기관은 정당한 사유가 없는 한 요양급여를 거부하지 못하고, 이를 위반한 경우에는 처벌을 받게 된다. 한마디로 한국에서 의료기관을 만들면 무조건 공공보험 환자에게 공공보험 진료를 시행해야 한다. 이를 회피하면 안된다. 즉 개설을 유지하기 위해서라도 적자가 발생하면 비급여 진료를 통해서 자체적으로 충당해야 한다. 이렇듯 비급여 진료의 존재는 한국의료제도 탄생의 기본적 구조이지, 병원에 혜택을 부여하기 위한 제도가 아니었다. 이에 한국의 헌법재판소는 두차례에 걸쳐 판시한 강제지정제의 합헌 결정도 비급여 진료가 존재하기 때문임을 명시하고 있다.[84)]

그러나 위헌의 논의는 끊이지 않는다. 의료기관 당연 지정제가 국민의 선택권을 제한하고 의료 서비스의 질 향상을 저해하며 의료인이 직업인으로 갖는 기본권을 침해하는 것으로서 합당하지 않은 제도라는 의견[85)]이 있는 반면, 당연 지정제가 폐지될 경우 국민의 의료기관 이용이 불편해질 수 있고, 특히 서민의 의료이용이 크게 불편해질 수 있다는 의견[86)]과 의료계의 집단적 계약 거부나 수가 인상 요구 등으로 인한 사회적 파장을 우려하는 견해[87)]가 대립되고 있다. 그러나 학자들의 대립과 별도로 헌법재판소도 사회가 서서히 발전하면서 결국은 사멸될 제도라고 명시하였다. 판시에도 어쩔 수 없다는 상황 설명에서 알 수 있듯이 마지못해 제도를 유지하는 것임에는 이견이 없다. 단지 비급여 진료를 합헌의 주요 이유로 명시하고 있다. 이를 통해 위헌 요소가 어느정도 감소가 되니 공공의료기관이 늘어날 때까지 공공의 이익을 위해서 의사의 직업적 자유 침해를 한시적으로 용인하자는 것이 판시의 내용이다.

이러한 한시적 제도를 시행 중이라면 우선적으로 제도의 결점 개선이 우선되어야 함이 당연하다. 그러나 근본적 개선 노력은 눈에 띄지 않는다. 복지의 발전이라는 명분하에 유럽의 제도를 흉내 낸 제도를 얄팍한 한국의료제도 위에 더 높이 쌓아 올리고 있다. 빈약한 구조에 유럽의 더 무거운 제도를 베껴

84) 사건번호: 99헌바 76, 2000헌마 505(병합), 사건번호: 2012헌마865,

85) 박은철, 건강보험 당연지정제의 문제점과 개선방안, 제41회 보건행정학회 후기학술대회 연제집, 2008, pp. 17~42

86) 감신, 요양기관 지정제의 유지, 제41회 한국보건행정학회 후기 학술대회 연제집, 2008, pp. 43~63.

87) 김진현·이인영·유왕근·송기민, 종합전둔요양개관 당연지정제 운영결과 및 개선방안 연구, 서울대학교·노동부, 2008

서 올리면 버티지 못하는 것은 불 보듯 훤하다.

강제지정제의 위헌과 그 외의 부작용 논란은 미래에 좀 더 스마트한 분이 결정을 내려 줄 것이라고 생각한다. 그러나 권위주의 시대에 탄생한 제도 운용의 편리함과 이로 나타난 화려한 숫자 속에서 우리는 우리에게 걸맞은 옷을 갈아입을 기회를 놓쳤음을 아쉽게 생각한다. 그것이 현재 상황이다. 그 결과 나라의 규모보다 작은 제도의 옷을 입게 되었다. 이유는 명확하다. 압축성장 속에 제도 개선을 등한시했기 때문이다.

강제지정제의 장점은 점점 희석이 되어가는 과정이고 얼마 뒤에는 오히려 방해가 될 것이다. 후에 기술할 건강보험정책심의위원회의 보험료율과 수가 인상률을 둘 다 결정하는 막강한 결정권의 변화가 생길때도 이때가 될 것이다. 강제지정제의 폐지 또는 변화 축소 유지는 이미 예정된 사실로 보인다. 이미 정부는 강제지정제의 폐지 또는 일부 폐지를 학습하고 있을지 모르는 일이다.

나. 공중보건의 제도

한국은 공공의료를 확보하기 위해서 또 다른 제도를 실행시킨다. 한국은 모병제가 아닌 징집병 제도이다. 누구든 의무적으로 군 복무를 해야 한다. 이러한 제도를 이용하여 군대를 가야 하는 의사들을 대상으로 특별법을 제정하여 군의관 복무 대상자들을 의사가 부족한 지역에 의료공백을 해소하고자 사회복무요원으로 활용하였다. 이를 공중보건의사라고 한다. 이러한 공중보건의사로서 3년-3년 2개월(훈련기간에 따라 다르다)을 복무하면 병역의 의무를 다한 것으로 인정되었다. 이 역시 다른 나라에서는 찾기 힘든 제도이다. 1979

년에 시작한 제도는 다양한 잡음이 있었지만 의료복지수준을 한 단계 발전시키는데 중요한 역할을 하였다.(표 3-1)

표 3-1 공중보건의사 주요 변천사

시기	의사지원정책	법적근거(시행연도)	지원내용
1960	촉탁의제도	보건소법 제정(1963)	개원중인 일반의 및 한지 의사를 보건소의 공의로 촉탁
		보건소법 개정(1969)	· 개원의 1인을 보건지소에 위촉의로 촉탁 · 보건지소 설치
1970	전공의 파견제도	의사의 전공의 수련 등에 관한규정(1972)	전공의 수련기간 중 6개월을 농어촌지역에 의무적으로 근무하도록 파견
	특정의무 지정의사제도	국민보건의료를 위한 특별조치법(1978)	의사국가시험 불합격자에게 2년간 특정지역에근무할 조건으로 조건부 의사면허 부여
1980	공중보건 의사제도	농어촌보건의료를 위한 특별조치법(1980)	군의관 의사 중 치과의사를 농어촌의료취약지역에 공중보건의사로 보건지소에 배치
1990		· 농어촌 등 보건의료를 위한 특별조치법(1992) · 한의사의 전공의 수련 등에 관한 규정(1996)	· 공중보건의사제도 도입(1993) · 한의사 공중보건의사로 편입(1998)
2000		· 농어촌 등 보건의료를 위한 특별조치법 개정(2000) · 병역법 개정(2000)	

출처: 한국건강증진개발원 내부자료(2017)
배현임, 한국 건강증진 개발원 2017.8.24. ISSN 2508-6863 34 (2017-34)「공중보건의사제도」운영 현황 및 향후 과제에서 재인용

이를 통해서 정부는 유사시 공공의료에 투입할 수 있는 의료 인력을 2000명-6000명을 활용할 수 있었고 공공의료의 사각지대를 줄였다. 이러한 인력은 이번 COVID-19 극복에 매우 큰 역할을 하였다.

표 3-2 지역 보건 의료기관의 공중보건의사 현황

(단위: 명, %)

전체	보건소장(의사)	의사·치과의사·한의사	공중보건의사	보건진료소장(간호사)
5,459(100.0)	103(1.9)	508(9.3)	3,002(55.0)	1,846(33.8)

출처: 한국건강증진개발원(2017),2016년 보건기관 설치운영 현황 분석 결과보고서
배현임, 한국 건강증진 개발원 2017.8.24. ISSN 2508-6863 34 (2017-34)「공중보건의사제도」운영 현황 및 향후 과제에서 재인용

표 3-2를 보면 공공의료가 필요한 곳의 89%를 공중보건 의사가 배치되어 있다.

다. 건강보험 정책심의위원회-심의와 의결이 집중된 기관[88]

OECD 주요국들은 공공의료수가를 정하는 기관(위원회)가 존재하고 대부분 총액계약제를 도입하여 의료비 상승을 제도적으로 억제하고 있다. 이에 대부분의 국가는 공공보험의 수가 결정권은 주로 정부에 있다. 결정과정에서 약간의 차이는 존재한다.

1) 해외의 사례 - 심의, 의결의 분리

대만의 경우에는 보험료는 중앙건강보험국(한국의 건강보험공단 유사기관)에서 검토하지만 추후 행정원 (한국의 총리실)에서 최종 결정한다. 건강보험 의사결정기구로는 2013년 통합된 건강보험 관리 위원회(한국의 건강보험 정책심의위원회와 유사기관)가 있지만 심의만 한다. 결정은 행정원에서 한다. 건강보험 관리 위원회는 가입자 대표 12명, 고용주 대표 5명, 공급자 대표 10명 전문가(학자) 5명, 정부 3명으로 총 35명으로 구성된다.

일본은 후생성 산하의 사회보장심의회와 중앙사회보험의료협의회(한국의 건강보험정책심의 위원회와 유사기관)에서 심의하지만 자문 및 심의 역할에 국한된다. 결정은 후생성 장관이 한다. 중앙 사회보험 의료협의회는 의약계 6명, 보험자 및 사업주 대표 6명, 공익대표(국회 승인 요함) 8명으로 구성되어 있다.

독일은 연방공동위원회에서 급여범위를 심의하면 보건부가 결정한다. 연

88) 이는 참여연대의 2015년 12월 복지동향의 글 (김경자)을 발췌 인용하였습니다.

방공동위원회는 12인이다. 공익위원 3인, 가입자 대표 5인, 질병금고 1인, 의협, 치의협, 병협, 심리치료사 각 1인이다. 그리고 환자 대표가 5인이 참여하여 의견 개진이 된다. 다만 환자 디표는 의결권은 없다. 공익위원은 연방의회의 청문절차를 거쳐야 한다.

프랑스의 급여범위와 결정은 최고보건청 산회의 의료 행위평가 위원회의 적정성 평가를 거쳐 건강보험 기금 연합(보험자 연합회)에서 최종 결정하지만 공공병원의 포괄 수가 결정은 지방보건 의료자원관리를 총괄하는 지역 보건청이 담당한다.

네덜란드의 경우에도 인두제의 경우에는 보험사와 의료인 협의회 간에 수가 계약을 한다. 병원의 포괄 수가 항목 중 30%는 건강보험감독기관이 정한 가격을 적용해야 한다. 나머지는 보험사와 공급자 간에 계약한다. 건강보험감독기관의 수가 검토 결과는 보건복지 체육부 장관이 결정한다.

2) 한국의 상황

한국도 유럽과 외견 보이는 제도 구성은 유사하다. 2000-2001 년에 일어난 의사 파업으로 수차례 수가가 인상되면서 건강보험 재정이 악화가 발생하였다. 2002년 1월 19일에 국민건강보험 재정건전화 특별법이 5년 한시적으로 시작되었고 이에 건강보험정책심의위원회가 심의, 의결기구로서 신설되었다. 가입자 8명, 공급자 8명, 공익 대표 8명, 위원장 차관 1명으로 25명으로 구성된다.

2006년 말 국민건강보험 재정건전화 특별법이 만료 폐지되면서 건강보험

정책심의위원회의 관련 조항은 국민건강보험법으로 옮겨져서 현재에 이른다.

한국은 우선적으로 보험자인 건강보험공단과 의사협회, 병원협회, 약사회, 치과의사협회, 한의사협회, 간호사 협회와 우선 협상한다. 공단은 연구용역을 통한 기준을 마련하여 협상한다. 그러나 결렬되면 복지부 내의 건강보험정책심의위원회에서 이를 결정한다.

한국과 외국을 비교해보면 외국의 보험료 결정 방식은 보험자가 결정하거나(일본, 독일의 추가 보험료), 보험자가 정한 것을 정부가 승인하거나(대만, 벨기에), 보험자의 안을 바탕으로 의회가 법으로 정하고 있다.(독일의 기본보험료, 프랑스) 공보험 방식(National health insurance)을 사용하는 나라에서 보험료 결정은 보험자로부터 시작하며 보험료 인상 결정과정에서 의약계가 관여하는 나라는 없다. 수가 결정 방식은 주로 보험자와 공급자 간의 협상을 통한 합의(독일, 프랑스, 벨기에), 일본은 중앙 사회보험 의료협의회 자문을 거쳐 후생노동부 장관이 결정한다.

즉 보험료 결정에 공급자를 참여시키는 나라도 한국뿐이고, 보험료 결정과 수가 결정을 같은 기구에서 심의 의결하는 국가도 한국뿐이다. 한국은 심의와 결정까지 하는 강력한 권한을 가졌다. 이를 다른 이해관계자가 견제하기에는 매우 어렵다.

이러한 과정 중에 다음과 같은 문제점이 지적이 된다. 첫째 수가 협상에 필요한 연구결과가 위원들에게도 제대로 공유가 되지 않는다. 특히 최종 연구결과가 수가 협상 이후에 나오는 경우도 있어서 연구는 요식행위에 불과하다는 지적이다. 둘째 시기가 불합리하게 조정이 되면서 거의 마지막 날에 모든 협상이 진행이 된다. 협상 전엔 이루져야 할 소위원회의 협의 결과가 협상을 마친 후 보고되는 경우도 있었을 정도다. 셋째 연구용역 결과가 공유가 되지 않고, 연구결과가 제대로 반영이 되지 않는다. 이는 연구결과에 근거한 협상보다는 이해관계자 간의 힘겨루기 같은 양상이 전개되기 때문이다. 넷째 논의 시간이 매우 짧다. 한 달 이내에 보험료율 인상과 수가 결정을 하기에는 충분히 논의하기에는 불가능한 구조이다.

한국의 결정과정은 외견상 유럽의 주요 국가와 비슷해 보인다. 그러나 실지로는 결정의 과정과 권한에서 정부의 의견이 가장 중요하게 반영되는 구조이고, 전문성은 상대적으로 적게 반영되는 구조로 운영됨을 미루어 짐작할 수 있다. 아무튼 한국만의 독특한 방식이며, 결정의 추가 정부 쪽으로 기울어져 있음을 간접적으로 알 수 있다.

3 한국의료제도의 현재구조

일반적으로 의료의 이해관계자는 정부, 의료공급자, 의료소비자로서 이들이 이루는 삼각관계가 기본 형태이다.

가. 주요국 의료제도의 기본적 구조-이중 삼각형 구조

유럽은 제도의 시작 초기부터 어느 정도 산업이 발전한 상태에서 시작했다. 이에 투자할 재원 마련이 상대적으로 용이했다. 예를 들면 독일 복지제도 수립 시 노조와 사측은 비스마르크가 제안한 정부의 지원도 거절할 정도였다. 이렇듯 유럽은 사회적 가용자원을 바탕으로 의료제도를 정착시켰다. 이러한 토대에 민간 의료시스템도 구축하여 공공의료를 더욱 견고히 하였다.

그림 3-2 의료제도의 기본구조

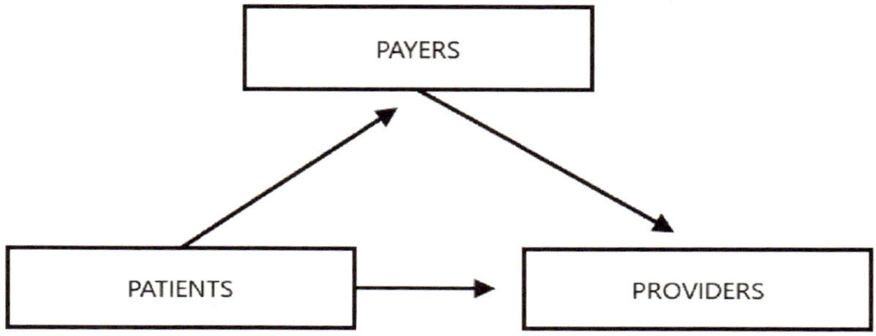

출처 : The Political Economy of Health and Healthcare The Rise of the Patient Citizen ISBN 978-1-108-47497-9 Hardback / 저자 : Joan Costa-Font, GilbertoTurati and Alberto Batinti 2020
University Printing House; Cambridge CB2 8BS, United Kingdom 10p

민간 의료기관은 설립 목적상 공공기관이 제공하기 어려운 의료 서비스 제공도 담당하였다. 동시에 의료의 수요예측 시 벗어날 때 단시간 내의 공공의료 서비스 제공이 가능한 예비 자원으로서의 역할도 하였다. 민간 의료기관도 의료자원으로서 국가의 안정적 의료제도 운용에 필요하였다.

공공의료기관은 민간에 대한 페이스메이커 역할을 했다. 민간 의료기관은 공공의료기관보다 나은 의료 서비스를 제공해야 유지될 수 있었다. 역으로 민간 의료기관의 경쟁에 의한 증대된 효율성은 다시 공공의료기관의 발전을 자극하게 만들었다.

민간 의료시스템과 공공의료시스템이 서로 발전이 가능한 공진화구조로 유지하는 것이 가장 중요하다. 상호의존적 공진화에 의한 발전은 국가 의료의 수요와 공급에 중요한 역할을 하게 하였다. 독일의 예를 들어보자. 아래는 독일의 의료기관의 연결 구조이다.[89]

그림 3-3 독일의 의료기관의 연결 구조

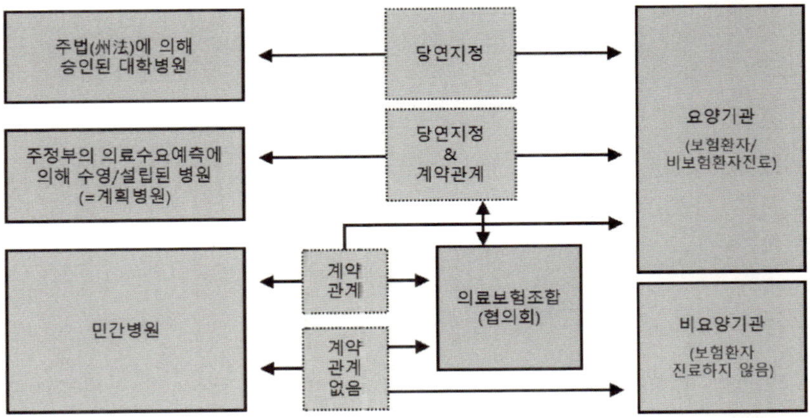

출처: 임금자(2017) 한국의 요양기관 당연지정제의 문제점과 개선방안: 독일의 요양기관 지정제도 및 계약제도 운영과의 비교 자유와 시장 제9권 (2017.12.):25-45 32p

이를 간단히 도식화 해보면 아래와 같이 도해 할 수 있다. 독일의 예이지만 주요국도 비슷한 구조를 가진다.(그림 3-4)

89) 임금자(2017) 한국의 요양기관 당연지정제의 문제점과 개선방안: 독일의 요양기관 지정제도 및 계약제도 운영과의 비교 자유와 시장』제9권 (2017. 12.): 25-45 32p

그림 3-4 일반적 의료제도 구조도 1

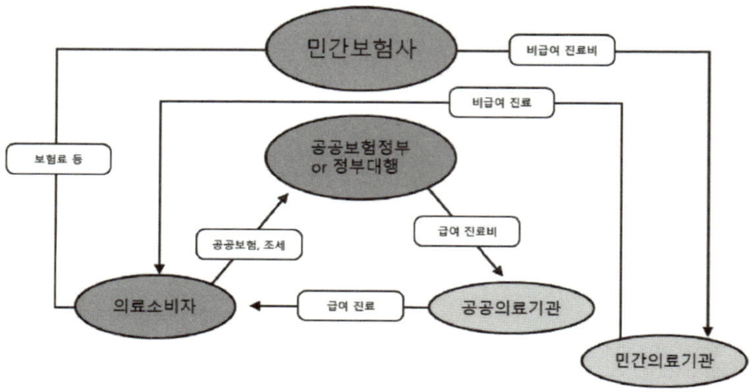

좀더 발전시켜 이해를 돕기 위해서 기능적 측면에서 공공의료 삼각구도와 민간 의료 삼각구도로 나누면 아래와 같이 나눌 수 있다.(그림 3-5)

하나는 공공성격이 강한 삼각형과 민간성격이 강한 삼각형 구조가 공존하는 구조를 만들어 낸다.

A 그림은 독일의 공공부분을 삼각구도로 표현 표현한 것, B는 민간영역 부분을 삼각구도로 표현한 것이다. 결론적으로 다음 그림 3-6과 같은 형태로 구조화할 수 있다.

그림 3-5 일반적 의료제도 구조도 2

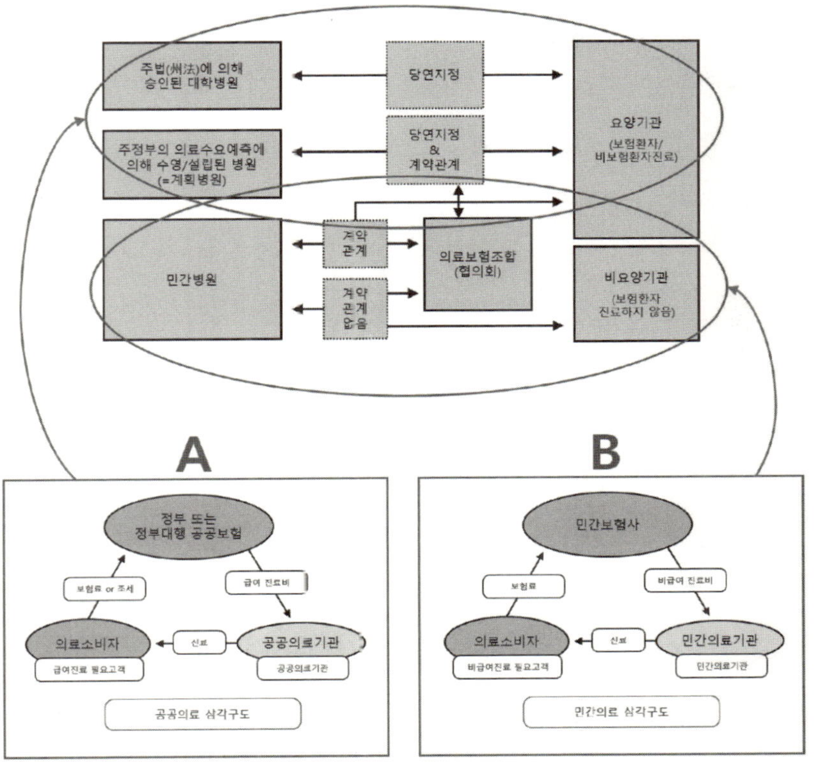

그림 3-6 일반적 의료제도 구조도 3

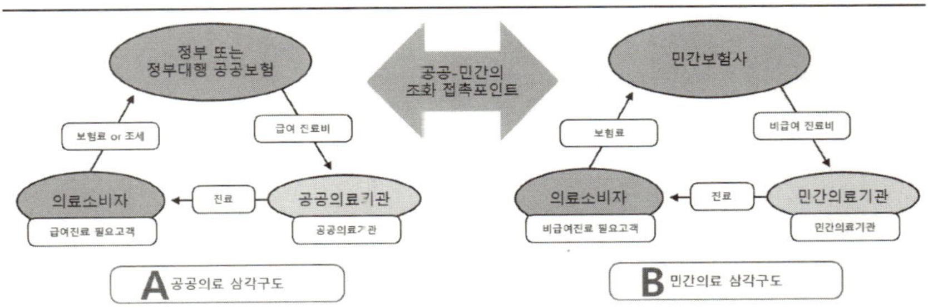

독일을 포함하여 대부분의 OECD 주요국은 공공과 민간의 각각의 삼각구조로 이뤄진 이중 삼각형 구조이고 이들을 적절히 조화시킨다. 조화시킨다의 의미는 의료수요(의료급여, 비급여)의 국내 흡수, 의료자원 유지, 삶의 질 향상, 효율성 제고, 상생 유도 관리, 의료의 질 유지, 합리적 경쟁 유도 등을 위해 협력된다는 뜻이다.

나. 한국의 독특한 구조-단일 삼각형 구조

한국의 구조는 주요국과 다르다. 앞에서 기술했듯이 조세 방식 기반의 공공의료제도는 주로 직접 공급을 선호하고 (영국, 캐나다) 사회보험 방식의 공공의료제도는 주로 간접 공급 방식을 선호한다. 그러나 한국은 사회보험 방식이지만 사실상 준조세 방식 재원 마련 형태이고, 공급 방식도 겉으로는 민간공급이지만 강제지정제를 통해서 직접 공급 방식의 성격이 강하다. 즉 형식상으로는 사회보험 방식의 간접 공급 방식인 듯 하지만 내용상으로는 조세 방식의 직접 공급의 성격을 강하게 가미했다. 이는 다음의 두 가지 문제점이 야기가 될 수 있었다. 하나는 민간자원(민간의료기관)의 강제 사용이라는 측면에서 다양한 부분의 위헌 소지가 있었다. 또 다른 하나는 직접 공급에서 발생되는 부작용인 의료의 질 저하 등이 나타날 수 있었다. 그러나 이러한 부분은 비급여 진료를 일정 부분 허용함으로써 해결하였다. 즉 비급여 영역 확보를 통해 직업 자유의 원칙과 재산권 침해 부분에서 일정 부분 벗어났다고 헌법재판소 판결에서는 판시하고 있다.

또한 의료시장이 민간 의료시장의 성격을 일부 보유함으로써 총액계약제나 DRG 등에서 야기되는 의료의 질저하는 (당시의 수준에 비교해 볼 때) 도어느 정도 해결이 되었다.[90)]

이런 배경 속에 한국은 하나의 민간 의료기관이 공공의 급여 진료와 민간의 비급여 진료를 하는 구조로 정착되었다. 주요국에서는 기능적으로 두 가지로 분리가 되어 있지만 한국은 분리하지 못하고 하나의 단일 삼각형 구조가 이러한 기능을 수행하도록 되었다. 혹자는 의료비 증가 원인을 혼합진료로 지목하고 이를 금지하는 것을 주장하고 있다. 그러나 이는 구조를 좀 더 알면 생각이 달라질 것이라고 생각한다. 혼합진료 금지는 그리 단순한 문제가 아니다.

일본의 경우에도 하나의 기관이 공공과 민간진료를 동시에 제공할 수 있다. 외형적으로 한국과 비슷하다. 그러나 공공의료 삼각구도와 민간 의료 삼각구도가 어느 정도는 구조적으로 분리되어 있다. 한마디로 환자는 양쪽에서 동시에 서비스를 받는 것이 어렵다. 혼합진료를 금지한 것이다. 그러나 이는 민간 의료 진료를 하지 않더라도 어느 정도 생존과 이익이 발생하는 구조이기에 가능하다. 이는 우리와 진료 수가와 보험의 제공체계가 다르기 때문이다. 회사 또는 회사 한두 개가 의도하면 보험 조합이 설립이 가능하다. 이 보험사들은 해당 회사의 직원들에게 보다 나은 의료 서비스를 제공하려 노력한다. 즉 공공의료가 정부가 아닌 고객과 지불자에 의해서 보호가 되는 구조이다.

그러나 한국은 공공급여 진료만 하는 경우에 적자(의료진은 이렇게 생각하고 있고, 실지로 한국은 주요국 대비 의료 수가가 현저하게 낮은 수준이다)가 발생하기도 한다. 즉 적자가 발생하거나 또는 이익이 많지 않다. 따라서 비

90) DRG,인두제등 정액제에서는 의료의 질저하 문제가 주로 발생하고 이에 의료의 질저하 방지에 중점을 둔다.반대로 민간의료의 경우에는 질저하보다는 과잉진료의 문제가 주로 발생한다.

급여 진료가 없어지면 의료기관은 정상적 운영이 어렵다. 이에 개설을 유지하고(급여진료유지) 비급여쪽에서 이익을 내어 유지하려면 (투자비회수, 운영, 이익, 대출 변제) 노동력을 몇 배 투자해야 하는 구조이다. 이러한 구조는 의료기관의 개설허가를 받기 위해서라도 반드시 공공의료의 기능을 유지해야 하므로 저수가에 유발된 손실은 어쩔 수 없이 민간 의료진료에서 벌어 충당하였다. 결국 공공의료는 민간 의료의 성과의 일부가 전용되어 유지되는 형태이다.

그림 3-7 한국의 의료제도 구조도

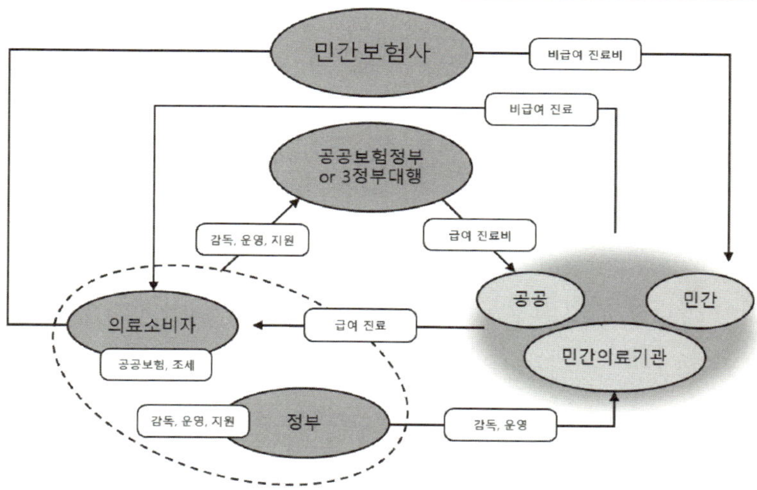

한국에서는 자비로 의사 교육을 받고, 자비로 설립한 의료기관도 무조건 감기는 000를 받아야 하는 사유재산 침해의 논란을 무시하면서도 시작될 수 있었던 것은 권위주의 색채 속에서 제도화되었기 때문이다. 이것이 강제지정제의 위헌소송에서 잘 나타나 있다.

이것이 고착화되면서 지금의 시한폭탄과 같은 문제점을 야기하게 되었다. 그러나 역설적으로 이러한 비정상적 구조는 외형적으로는 한국의료의 장점을 만들어 냈다. 의료기관의 운영 중에 인건비는 거의 절반 정도이다. 그만큼 노동력의 효율적 이용은 전체효율성을 증가시킬수 있는 가장 중요한 요소다.

현재의 구조는 이러한 노동생산성의 대폭 증가를 야기했다. 민간병원이 무리할 정도로 열심히 진료하지 않으면 생존이 불가능한 구조이다. 그러나 이를 통해 OECD 국가 기준으르 보면 최소 인력, 저렴한 비용으로 최고 서비스 제공 및 최상의 건강지표를 만들어 냈고 의료소비자는 편리하게 이용할 수 있는 근간이 되었다.

다. 단일 삼각형 구조의 결과

1) 예측에서 벗어난 비이성적 공진화-넘을 수 없었던 공공 보장성 60%

경제성장이 받쳐주어 유지되던 2010년 이전과 달리 2010년 이후의 의료비 증가율은 경제성장률에 2-3배로 국가경제에 부담스러운 상황이 되었다. (그림 3-1) 2010년대 초반에만 해도 의료비의 상승은 보장성 강화를 위해서 어쩔 수 없다고 생각했었다. 이에 의료비를 증가 속도를 감소시키기 위해 오히려 2010년 이후 보장성을 열심히 강화하였다. 예를 들면 이 시기에 나온 대선공약은 어느 후보를 보던지 모두 보장률 80%였다. 그러나 보장률은 현재에도 60%에서 더 상승되지 않았다.(2019년)(표 3-3 OECD 평균은 2019년, 75.6%)

표 3-3 한국의료의 공공 보장성 비율의 변화

	1980	1990	2000	2010	2011	2021	2013	2014	2015	2016	2017	2018	2019	2010-2019년 평균
정부,의무가입제도 (구성비, %)	20.2	40.1	53.9	60.9	60.0	59,1	59.1	58.9	58.9	59.0	59.4	59.9	60.8	59.6
민간의료비 (구성비, %)	79.8	59.9	46.1	39.1	40.0	40.9	40.9	41.1	41.1	41.0	40.6	40.1	39.2	40.4

출처: 보건복지부『2017년 국민보건계정』, OECD Health Statistics 2019
주석: 1) 2011년 기준 추계부터 공급자 센서스 기반인 경제총조사 결과를 기본 자료원으로 활용하였고, 시계열 유지를 위해 과거년도 수치 수정으로 과거년도 발표수치와 차이 있음
2) 2019년은 잠정치임

이유는 현재의 한국의료구조는 보장항목을 늘려도 보장성은 증대되지 않는 구조이다. 이유는 비보험 영역의 진료비도 같이 상승하기 때문이다.[91]

그림 3-8 경상의료비 및 건강보험 지출에서의 공공 및 민간재원(2013)

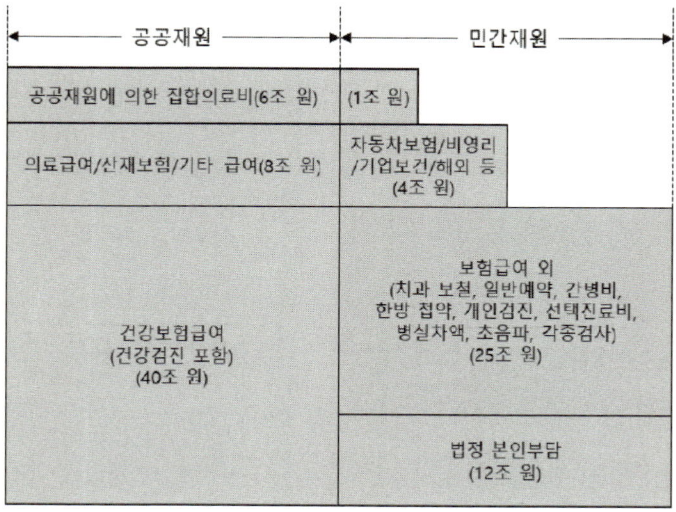

출처 : 보건복지부. 2015.

91) 보건복지70년사 보건복지부 2015 410-412 p ISBN 978-89-97110-77-3에서 재인용함

그림 3-7, 3-10을 보면 한개 기관에서도 한 명의 환자에게 공공과 민간 진료가 동시적용이 가능하다. 이러한 구조는 공공진료항목의 저수가에 의한 손실은 민간진료를 통해 정부부담없이 자동적으로 보충되며 이 과정에서 결국 공공의 급여 진료를 늘려도 이에 비례하여 민간 의료비도 같이 증가한다.

정부는 진료 수가를 낮추어 공급했지만 동시에 비급여진료도 가능하게 하였다. 이를 통해서 의사의 직업 자유의 원칙 위배도 어느 정도 비껴 나갔다. 동시에 의료의 질저하도 어느정도 방지 하였다. 이러한 구조는 초기에는 시행하지 않는 것 보다 나았다. 그러나 의료의 범위가 증가 될수록 정부가 보장성을 강화하면 의료공급자는 서비스 제공을 확대하고, 추가적으로 비급여 서비스를 개발하여야 생존하는 구조였다. 보장성 강화는 의료비 상승도 이끌지만 추가적으로, 환자 측 이용 증대, 고급 서비스 요구, 공급자의 공급 증대 및 비급여 서비스 개발도 촉진하게 된다.[92] 이는 숫자로 확인된다. 2005년 16.6조 원이던 건보 급여액이 2014년 39.0조 원으로 3배 가까이 늘었는데 비급여 본인부담도 6.8조 원에서 16.4조 원으로 비슷한 증가 속도를 보였다. 2012년의 경우 전년 대비 보험자 부담은 1.1조 원 늘었으나 비급여 본인 부담이 1.9조 원 증가함에 따라 보장률이 60.1%에서 58.5%로 떨어졌다. 2013년의 급여 진료비는 총 40조였다. 본인 부담은 12조 원이었다. 그러나 비급여/보험 외 진료비가 25조 원에 달하는 것을 알 수 있다.

92) 건강보험 보장성 강화에 따른 의료체계의 지속가능성 제고 방향 29p 신명석, 강희정, 김남순, 정영호, 김동진, 황도경 한국보건사회연구원 2013

그림 3-9 경상의료비 재원 구성의 추이

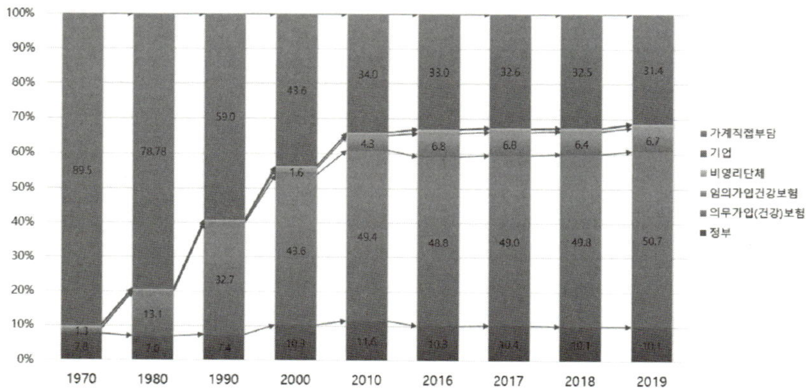

출처 : 보건복지부. 2018년 국민보건계정 보고서 61p.

정부의 보장성 강화는 의사들의 생존을 위한 비급여 항목을 늘려가는 예기치 못한 공진화가 발생했고, 이러한 구조 모순 속에 보장성은 60% 이상을 넘지 못하고, 의료비만 상승하는 결과로 나타났다.

여기서 잠깐 공진화라는 뜻을 한번 살펴보자.

공진화는 사회적 용어이다. 루이스 캐럴의 『거울 나라의 앨리스』(이상한 나라의 앨리스 속편)에서 붉은 여왕이 체스판 위에서 열심히 뛰는 이유를 앨리스에게 설명한다. 거울나라에서는 제자리에 있으려면 열심히 뛰어야 하고, 어디로 가려 하면 두 배로 뛰어야 함을 설명한다.

거울 나라에선 뛰지 않으면 뒤로 처지게 된다. 진화생물학자인 리반밸런[93]이 이를 진화의 원리에 적용해 '붉은 여왕 가설(Red Queen's Hypothesis)'

93) Van Valen L. (1973): "A New Evolutionary Law", Evolutionary Theory 1, p. 1-30.

로 개념화했다. 늑대가 빨리 뛰는 건 먹잇감인 순록의 뒷다리 근육이 발달해 잘 도망가기 때문이다. 포식자인 늑대도 먹이인 순록도 살아남기 위해 더 빠른 속도로 달리게 진화했다. 이렇듯 공진화(共進化)는 한 종(種)이 진화하면 관련된 다른 종도 함께 진화하는 현상이다. 그러나 붉은 여왕이 달리기를 중단하면, 즉 경쟁을 포기하는 순간 종의 멸종으로 이어진다는 공진화 개념은 지속가능한 발전을 위해 경쟁이 어떻게 적용되는지를 설명한다. 이후 공진화 개념은 사회학, 경제학, 경영학 등으로 폭넓게 퍼져 갔다.

공진화는 발전적 경쟁을 할 때 쓰이는 용어이다. 아쉽게도 이현상이 한국 의료의 구조에서는 정부의 보장성 확대 과정에서 비정상적 모습으로 나타났다. 불행하게도 의료기관끼리 또는 네트워크 간에 발생해야 할 발전적 개념인 공진화가 한국에서는 정부와 의료기관 사이에 악순환으로 나타났다. 공공의료 삼각구도와 민간 의료 삼각구도로 이원화되지 않은 하나의 삼각형으로 고착된 것이 비이성적 공진화의 원인이다. 노동생산성이 월등해도 의료비가 급속히 증가하는 것이 문제이지만 그나마 받쳐주던 노동생산성이 저하되면 의료비 증가는 더욱더 가속화 될것이다. 이러한 비이성적 공진화 결과는 두 가지로 나타난다. 하나는 앞서서 기술한 의료비의 급격한 증가이다. 다른 하나는 의사의 노동생산성의 획기적 증가이다.

그림 3-10 한국의 구조와 경상의료비 재원 증가의 관계 구조도

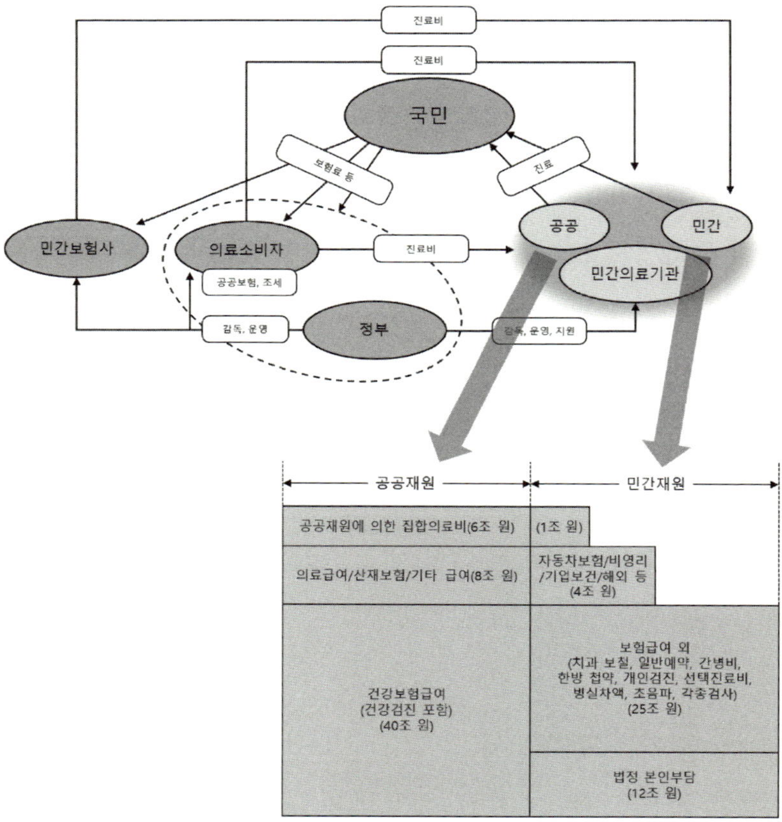

출처: 보건복지부 2015년 자료 및 재구성함

2) 의료비의 기하급수적 증가

정부의 보장성 강화를 위한 압력 속에 의료기관이 생존을 위해 사용할 수 있는 방법은 노동력 투입과 비급여 진료항목 개발 외엔 없었다. 수가가 낮은 급여항목의 개수가 증가하면 이에 따라 환자 숫자도 증가하였다. 이를 바탕으로 개발한 비급여 진료를 활용하여 수익을 올리면서 낮은 공공의료 수가를 극

복하는 공진화가 시작되었다. 제자리에 있으면 도태되기 때문에 최소한 남들만큼 뛰어야 하며 발전하려면 더 많이 진료해야 한다. 공진화가 일어난 것이다. 공진화가 작동하는 구조에서 둘 중에 누구 하나가 경쟁을 포기하면 생태계는 그나마 유지되던 평형상태가 깨진다. 위기가 시작되는 것이다.

만약 정부가 보장성을 포기하면 이미 이러한 생태계에 단련된 의료공급자는 비급여를 더욱 늘리게 되어 문제가 발생한다. 또한 보장성이 증가되는 과정에 의료공급자는 비급여가 중단되면 한국의료의 단일 삼각형 구조로 볼 때는 극단적으로 병원은 사라지게 된다. 비급여의 급여화 과정에서 수가가 인상되어 급여화가 되면 대한민국 의료를 유지하는 비용은 급격히 상승한다. 면밀한 계획과 시간이 필요한 변화관리가 필요한 때 이다. 제도를 마구 던질때가 아니다.(정부는 병원을 정부에 의존적으로 만들어서 의료 인프라를 정부가 자유롭게 컨트롤할 수 있도록 하겠다는 의도가 있음을 추측가능하게 한다. 그러나 이는 또 다른 비효율을 야기한다. 미래를 위한 방법은 정상적인 방법에서 찾아야 한다.)

3) 노동생산성 증가

비이성적 공진화는 의료공급자의 노동생산성의 효율성을 급격히 상승시켰다. 인건비 부분에서의 효율성 증가는 어떤 원가의 효율성 증가보다 의료비 효율성에 직접적인 영향을 미친다. 이를 가속화 시키는 이유를 복지 공무원과 의사의 교육적 배경에서 찾아보자. 복지부의 고위 관료들은 주로 유럽에서 복지제도를 학습했다. 의료복지 부분에서 유럽의 주요국은 전 세계 국가의 학습대상이다. 우리는 스칸디나비아반도의 3국의 울창한 나무속에 재활치료를 제공하는 이들 국가의 의료시스템을 방송에서 자주 접하며 부러워했던 경험이 있다. 그러면서 3분 진료를 마치 낙후된 한국의료의 상징처럼 언급하는 TV프로그램을 종종 목격한다.

이들은 한국의료수준을 유럽 수준으로 개선하고 싶었다. 그러나 권위주의 기반에 탄생한 제도의 개선에는 신경 쓰지 못했다. 다만 결과만이라도 유럽이 보여주는 성과를 달성하고 싶었다. 또한 정치인이 참을성이 부족한 것도 원인 중의 하나였다. 이에 기존의 돈을 거두고 나눠주는 일만 열심히 하면서 보장률을 올리려 하였다.

그러나 의사들은 다르게 반응했다. 참고로 해외 주요국은 의사 교육과정에서 상당한 지원을 한다. 사회의 자원으로 여기기 때문이다. 그러나 국내 의사들은 의대 학비, 전공의 과정, 그리고 의료기관 설립 투자까지 전부 개인이 부담하였다. 이에 회수하고 싶은 욕구는 당연히 존재한다. 또한 한국의 의사는 주로 미국에서 공부하면서 기업형 병원을 볼 수 있는 기회가 생겼다.

주로 미국에서 공부한 의사들은 서비스를 통해서 부를 이룰 수 있는 가능성을 미국에서 목격했다. 이러한 기회는 한국에서는 비급여 영역을 통해서 가능했다. 이러한 상황은 과도한 노동량을 투입해서라도 강제지정제에 의한 손실을 보전하고 동시에 비보험 영역에서 수익을 창출하려는 동기부여를 만들어 냈다.

게다가 (의사들의 표현을 빌리면) 원가에 못 미치는 낮은 진료 수가만이 문제가 아니었다. 의료기관끼리 심화되는 경쟁속에서 고정된 수가를 극복하려면 결국 노동력을 투입해서 이를 상쇄시키는 것 외에는 없었다.

조금 더 벌게 해주고 일을 몇 배를 하게 하는 시스템이 의료제도의 효율성 올리는 가장 중요한 방법이다. 아이러니하게도 유럽을 유학한 복지공무원과 미국의 의학을 공부한 의사는 화성에서 온 남자와 금성에서 온 여자에 비유 될 수 있을 듯 하다. 이러한 배경과 운영중에 의료 효율성에 가장 중요한 요소인 의사의 노동생산성이 향상되는 결과가 나타났다.

표 3-4 한국 의사와 해외 의사의 노동량 비교

	한국	일본	프랑스	이탈리아	네덜란드	벨기에	호주	미국	독일	캐나다
1) 국민1인당 의료기관 이용 회수(년) (단위:건)	16.2	12.6	5.9	6.8	9.0	7.2	7.8	4.0	9.9	6.7
2) 인구수 (단위:명)	51,171,706	127,202,192	64,[illegible]30,511	[illegible]0,627,291	17,059,560	11,482,178	24,896,152	327,096,265	83,124,416	37,074,562
3) 연 이용회수 (단위:건)	864,801,831	1,602,747,619	383,4[illegible]4,015	4[illegible]2,265,579	153,536,040	82,671,682	194,189,986	1,308,385,060	822,931,718	248,399,565
4) 활동 의사수 (단위:명)	123,230	315,406	2[illegible]2,337	240,301	63,233	35,762	93,604	851,641	537,401	100,845
5) 의사1인당 연간 진료회수 (단위:건)	7,018	5,082	1,806	1,716	2,428	2,312	2,075	1,536	1,531	2,463

1) ① https://www.index.go.kr/unify/idx-info.do?idxCd=424[illegible] ② https://data.oecd.org/healthcare/doctors-consultations.htm
2) ① https://blog.naver.com/risingxian/221742301[illegible]34 ② https://ko.wikepedia.org/
3) 1)항에 2)항을 곱하여 산출
4) https://kosis.kr/statHtml/statHtml.do?orgId=101&tblId=DT_2KAAC01_OECD의 의사수만 참고
5) 3)항을 4)항으로 나누어 산출

상기 표에서 보면 한국의사들의 연간 외래진료 회수는 약 7천 회로서 다른 주요국의 1.5배-4.5배 정도의 노동량을 보여준다. 노동량을 늘려서라도 수입을 더 벌고 싶은 민간 의료의 특성이 반영된 것이다. 물론 이에 대한 반론도 있다. 의사들이 노동시간은 주요국과 비슷하다는 연구결과도 있다. 2015년 Commonwealth Fund에서 전 세계 11개국 일차의료 의사의 주 근무시간을 조사한 결과는 아래와 같다.(표 3-5)

표 3-5 세계 주요 11개국과 한국 의사 주근무시간 비교

· Q37. Thinking about your medical practice, estimate how many hours a week you typically work.

(단위: %)

	호주 (747)	캐나다 (2,284)	프랑스 (502)	독일 (559)	네덜란드 (618)	뉴질랜드 (503)	노르웨이 (864)	스웨덴 (2,905)	스위스 (1,065)	영국 (1,001)	미국 (1,001)	한국	
												(7,179)[1]	(3,631)[2]
Under 1 hr	-	-	-	-	-	-	-	-	-	-	-	-	-
1-34 hrs	35	25	11	12	25	41	22	31	22	20	61	3	2
35-44 hrs	35	31	16	25	21	31	36	42	17	30	28	33	26
45-54 hrs	21	24	32	32	29	16	31	22	30	30	24	48	60
55 hr more	9	19	38	29	24	11	10	4	30	20	30	17	13
Not Sure	-	-	3	-	-	-	-	-	-	-	-	-	-
Decline to Answer	-	-	1	-	-	-	-	-	-	-	-	-	-
Blank	1	1	-	1	1	-	1	1	1	-	1	-	-

출처 : 2015 International Survey of Primary Care Doctors, Commonwealth Fund, 2015
[1] KPS 진료의사
[2] KPS 의원근무, 개원의, 봉직의

2016 전국의사조사 자료에 의하면 우리나라 진료의사의 통상 주 근무시간은 2016년 기준 약 50시간으로 조사된 바 있다. 한편, 독일은 52시간 미국은 52.63시간(2016 Survey of America's Physicians)으로 조사되어 큰 차이가 없는 것으로 알려졌다.

의사의 급여를 살펴보자. 표 3-6에서 보면 한국 의사의 평균 급여는 평균에서 2배 정도이다.

표 3-6 주요국의 의사 보수 추정표

(단위: US$PPP, 배)

구분	2014	2015	2016	1인당 GDP (2016년)	GDP 대비 보수수준 (최근년도기준)
Chile	116,165	140,481	150,310	22,788	6.6
Czech Republic	60,566	53,239	60,166	35,234	1.7
Estonia	52,158	55,169	61,098	30,895	2.0
Finland	115,796	117,803	119,716	43,730	2.7
Germany	170,885	170,789	173,827	49,921	3.5
Hungary	47,961	48,036	53,932	26,852	2.0
Iceland	118,132	135,667	144,609	52,340	2.8
Ireland	201,328	199,738	196,769	70,616	2.8
Israel	130,506	143,373	147,728	37,475	3.9
Italy	96,959	96,561	99,273	39,045	2.5
Mexico	59,409	58,322	58,451	18,969	3.1
Netherlands	181,075	184,897	190,390	51,340	3.7
New Zealand	130,342	131,764	132,116	38,784	3.4
Norway	90,920	97,890	93,386	58,122	1.6
Poland	38,131		37,421	27,406	1.4
Portugal	70,347	68,617	72,320	31,042	2.3
Slovak Republic	54,863	58,329	61,224	30,896	2.0
Slovenia	84,049	80,222	81,431	33,191	2.5
Spain	97,136	96,087	97,906	36,743	2.7
Sweden	99,964	100,030	99,154	49,084	2.0
Turkey	121,358	112,279	109,900	26,330	4.2
United Kingdom	162,278	163.359	163,069	42,943	3.8
한국			212,792	37,143	5.7
OECD평균(한국제외)	104,560	110.603	109,282	38,807	2.9

출처: OECD Statistic(2019년 9월 기준), 한국은 보건의료실태조사(2017)자료활용
주: 한국은 보건의료실태조사 병원급 이상 고용의사(인턴 레지던트, 일반의, 전문의 포함)임금활용

표 3-7을 보면 의료비 수가는 매우 낮은편이다. 내시경수가를 한 예로 제시한다.[94)]

94) 내시경 수가의 국제적 비교: 한국은 어디에 있나? 정대영 가톨릭대학교 의과대학 내과학교실 제55회 대한소화기내시경학회 세미나 2004 11

표 3-7 내시경수가 주요국 비교표

Costs for Endoscopic Procedures in Different Countries (unit, US$)

Endoscopic Procedures	Korea	Taiwan	Japan	Israel	USA (Virginia mason health system)	UK, NHS
EGD	37.6	47.5	112.8	319.8	2933.0	540.0
Colonoscopy	55.6	67.5	153.3	286.0	3249.0	737.5
Sigmoidoscopy	24.0	30.5	89.0	183.0	1721.0	471.6
Capsule Endoscopy	153.7	1350.0	168.2	1398.0	2809.0	1214.4
Bleeding control - UGI	115.7	234.5	455.0	317.2	4128.0	821.4
Bleeding control - Colon	72.6	229.8	1027.7	286.0	4855.0	NA
Polypectomy - stomach	81.9	112.6	616.2	3890.4	3108.0	NA
Polypectomy - colon	12.2	125.2	494.6	586.0	3646.0	NA
EMR - colon	109.8	246.0	494.6	586.0	3066.0	NA
EMR - stomach	178.4	246.0	639.0	780.0	2921.0	NA
ESD - stomach	357.9	1950.0	1817.0	780.0	NA	NA
ESD - esophagus	357.9	1950.0	2186.0	NA	NA	NA
ESD - colon	324.8	1950.0	1817.0	586.0	NA	NA
ERCP, diagnostic	105.0	403.8	138.5	1022.6	5203.0	1051.9
ERCP and sphincterotomy	276.6	1275.5	111.5	1736.8	5060.0	-

NHS, national health system; EMR, endoscopic mucosal resectioin; ESD, endoscopic submucosal dissection; ERCP, endoscopic retrograde cholangiopancreatog raphy; NA, not answered or not available.

출처: 내시경 수가의 국제적 비교: 한국은 어디에 있나? 정대영 가톨릭대학교 의과대학 내과학교실제55회 대한소화기내시경학회 세미나 2004 11

이러한 단순 비교를 통해서 다음과 같은 결론을 낼 수 있다. 비슷한 근로시간에 한국 의사는 저수가 보전을 위해서 5배 정도 환자를 더 진료하고 2배 정도 급여를 받는다는 단순 계산이 나온다. 조금 더 받고 훨씬 더 많이 일하는 노동 관리의 이상적 모습이 한국의사에서 볼 수 있다. 이러한 정보는 기관마다 편차가 존재한다. 그러나 한국의 의사들의 노동 효율성이 높음을 부인하기는 어렵다.

4) 소결

한국의 상황상 어쩔 수 없이 강제지정제로 시작했을 것이다. 그러나 시간이 지나면서 정부는 이를 정상화시키지 않았다. 아니 그럴 필요를 느끼지 못했을 것이다. 적자가 나면 민간병원 스스로 알아서 보전하고, 게다가 OECD 국가의 병원이 겪는 불친절, 대기시간 지연 등은 한국에서 찾아보기 어렵다. (참고로 영국은 대기 환자 100만 명 누적이 사회문제화되어 있고, 캐나다는 보건 의료의 주요 목표중 하나가 대기시간 줄이는 것이다) 한국은 이런 것이 사회문제화되지 않는다. 한국의 의료기관은 공공보험 진료를 하지만 실제 태생은 민간투자 기관이기 때문이다. 살아남기 최선의 노력을 한다. 진료량을 늘리는 것은 그중의 하나일 뿐이다.

민간병원은 힘에 부쳤다. 선진국 의사가 1인당 하루 20명 진료할 때 100명을 진료해야 했고 생존을 위해서는 신기술을 도입하여 비보험 진료를 늘려야 했다. 물론 진료행위 숫자를 늘리면 수입이 증가되는 행위별수가제도 적절히 활용한 것도 부인할 수 없다. 이렇게 하는 것이 우수한 병원 경영으로 여겨지기도 했다. 현재는 이러한 노동력으로 버티는 것을 벗어나서 비보험 관련 사업을 해야 수익을 낼 수 있다. 현재 한국의 대형병원은 수입 다각화 중이다.

의사들은 매우 과도한 노동력을 투입했다. 그 결과 아직까지는 경제적 지위도 높은 편이다. 이에 어느 정도 안정이 된 후에는 명예를 추구하는 과정을 거친다. 매슬로우의 5단계 욕구 과정에서 생리, 안전 욕구가 지나면 그 이후 단계인 명예와 자아실현을 위해서 노력하게 된다. 이러한 부분이 한국의 의사들이 노블레스 오블리주의 행동을 만들어 냈다. 한국의 의사들은 수익형 의료를 추구하지만 아직도 의사사회에서는 금전적 성공보다는 학문 연구에 매진하고 희생과 봉사하는 의사가 가장 존경받는다. 이러한 배경 속에 의사들의 사회봉사는 매우 활발하게 이뤄지는 편이다.

라. 단일 삼각구조가 고착된 이유

1) 잃어버린 개선 타이밍

한국의 의료제도는 권위주의 정부에서 만든 틀을 자유민주주의 정부에서도 의미 있는 개선 없이 운영하여 오늘날까지 이른다. 그러면 변화하는 몸에 옷을 바꿔 입듯이 우리 제도의 개선 타이밍은 언제일까. 이를 위한 필요한 질문은 다음과 같다. 첫째 권위주의 정부에서 자유민주주의 정부로 전환은 대략 시기가 어느 때인가, 둘째 유럽의 의료제도가 정착된 1900-1940년도에 해당하는 기간은 한국의 어느 기간이라고 볼 수 있는가이다.

우선 정부 성격의 전환 시기를 한번 살펴보자.[95] 영국의 경제주간지 이코노미스트는 매년 다음의 다섯 가지 기준에 따라 세계 167개국의 민주주의를 평가한다.

1 선거 과정과 절차는 자유롭고 공정한가?
2 정부의 기능은 합리적인가?
3 시민들의 정치 참여는 자유로운가?
4 정치 문화는 발전하고 있는가?

95) 출처-문화체육관광부 대한민국 역사 박물관 참조 https://www.much.go.kr

5 시민은 온전한 자유과 권리를 인정받고 있는가?

오랜 기간 투쟁의 산물로서 얻어진 서양의 민주주의와 달리 한국은 1948년 8월에 대한민국의 출범하면서 일시에 형식만 갖춰져 출발하였다. 이에 초기부터 민주주의가 실행이 되기에는 어려웠다. 따라서 그 후 내실을 채우는 과정을 겪으며 오늘날까지 이뤄지고 있다. 학자마다 보는 견해가 조금씩 차이는 있지만 1987년-1993년을 전후에 권위주의 정부에서 민주주의 정부로 더욱 다가서게 되었다고 평가한다. 이는 대통령 직선제가 주요 역할을 하였음에 이견이 없다. 이후 2020년에는 완전한 민주주의를 확립한 국가로 분류가 되었다.

그러면 복지제도가 정착된 유럽의 1900년대 초에 해당하는 기간은 언제쯤인가. 한국의 복지비가 3%, 5% 가 지출되는 시기와 비교해보면 가늠해 볼 수 있을듯하다. 한국은 사회적 복지 비용이 GDP 대비 3%를 넘는 때가 1990년도, 5%를 넘는 때가 1998년도이다.(표 1-1) 유럽의 주요국들은 이러한 시기가 1900-1940년도 사이에 이뤄진다. 이 시기는 어느 정도의 재정적 뒷받침이 되는 시기이고 유럽은 이때 의료제도의 틀을 완성해 간다. 한국은 정치 및 경제 구조상 경제규모 대비 복지의 지출이 시기가 늦었음을 감안하면 1990년도에는 공공의료기관 및 자원을 확충을 토하여 체형에 걸맞은 옷으로 갈아입는 준비를 시작했어야 하는 기간이었다.

늦어도 개선이 이뤄졌어야 하는 타이밍은 공공의료를 재정에 늘리는 부담을 최소화시킬 수 있었던 2010년 이전이 기회였던 것으로 보인다. 이 시기는 국가 경제력 발전 속도가 의료비 증가를 견딜 수 있었던 시기였다. 이런 시기는 다시 오기는 쉽지 않을 듯하다. 주요국과 같은 구조로의 개선은 다양한 노력을 필요로 한다. 정성과 투자가 많이 들어가는 작업이며, 일률적 제도보다는 마이크로 타깃팅을 통해 세밀한 개선이 필요한 작업이다. 이는 걷고 나누는 작업보다는 훨씬 더 많은 노력과 창의력을 요구한다. 이해관계자의 설득도 어렵지만 수십 년 뒤를 바라보고 뒷심이 되어주는 정치가도 필요하다. 이러한 요소가 없으니 걷고, 나누는 일만 한 것으로 보인다. 아쉬움을 달래는 한예로서 프랑스의 사례를 보자.[96)]

프랑스는 의료제도의 복잡성과 어려움 속에 공공의료의 확충을 위해서 시작한 가장 획기적인 변화 중 하나는 1970년 공공의료 서비스 병원(Service Public Hospitalier : SPH)이라는 개념의 도입이다. 이는 의료 서비스 접근에 있어서 소득수준이나 거주지 등에 따른 차별성을 없애고 24시간 접근 가능하며 환자가 필요로 하는 필수 의료 서비스(예방서비스, 질환 치료, 응급의료 서비스 등)를 보장해 주는 병원을 따로 구분하여 부른 것이다. 공공의료 서비스는 국립병원뿐만 아니라 이를 제공할 의향을 제출한 민간 비영리병원("PSPH"(Participation auService Public Hospitalier)라 불렀다)에 의해서도 제공되도록 하였다. 한국도 국가의 틀에 맞는 제도를 위해 2010년도 이전에 개선을 시도했다면 미래 한국민의 부담은 눈에 띄게 줄어들었을 것이다.

이러한 내용을 통해 아쉬운 점을 이야기하면 사회적 논의가 필요하다고 반론이 나올듯하다. 반론은 당연히 나올 것이라고 생각한다. 제안과 반론은 민주 사회에서는 당연하다. 필자는 이러한 반론을 설득하는 민주적 고단한 작

96) 주요국 사회보장제도 10 프랑스의 사회보장제도 2018년 12월 노대명 외 10 한국보건사회연구원 386p

업을 하지 않았다는 것을 이야기하고 있는 중이다. 건설적 반론은 환영한다.

2) 의사들도 받아들였다. - 수입 증가

의사들이 받아들인 이유는 크게 두 가지였다. 첫째는 정부의 정책을 적극적으로 반대하기 어려웠다. 정부 주도의 사회적 분위기도 원인이었지만 대부분의 국가에서 의료제도 정착에 수십 년씩 걸린 것을 보면 이를 당장의 일로 받아들이지 않았다. 먼 미래의 일로만 느꼈을 것이다.

다른 하나는 수익적인 측면이다. 초기에는 급여항목은 상대적으로 적어서 비급여 항목이 많았다. 초기에는 민간 의료기관으로서 수익을 내기 유리했다. 또한 초기에는 본인 부담금이 50% 정도 되었다. 이는 보험 제도라기보다는 의료비 할인 수준이었다. 그러나 이를 통해 의료시장의 크기는 대폭 확대 되었다. 의료시장의 크기는 1980년도 전 국민 의료보험 시행 기점으로 증가하기 시작한다.

2020년의 경상의료비는 1970년에 비해서 1500배, 2010년에 비해서 6배가 증가하였다.(표 1-3) 이시기에 병상수도 급격히 증가한다.(그림 3-11) 또한 의료기관의 수도 기하급수적으르 증가한다.(그림 3-12)

심지어는 한국의 민간 의료기관은 의원이 수익을 내서 종합병원으로 발전하는 기업형 형태를 띠기 시작한다. 한국의 유명한 민간병원들은 이 시기에 병원을 기반으로 하여 종합대학 설립까지 폭발적 성장을 보여준다. 이렇듯 초기에는 의사에게 불리한 것은 아니었다. 아니 오히려 의사들에게는 유리한 환경도 있었다.

그림 3-11 한국의 총 병상 수의 변화

총 병상 수(1980~2014)

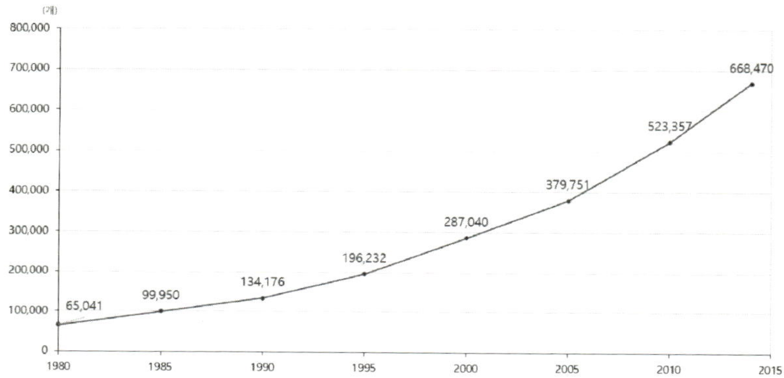

출처: 보건복지70년사 47p 보건복지부. 2015. ISBN 978-89-97110-77-3

그림 3-12 한국의 주요 의료기관 수의 변화

주요 의료기관 수(1955~2014)

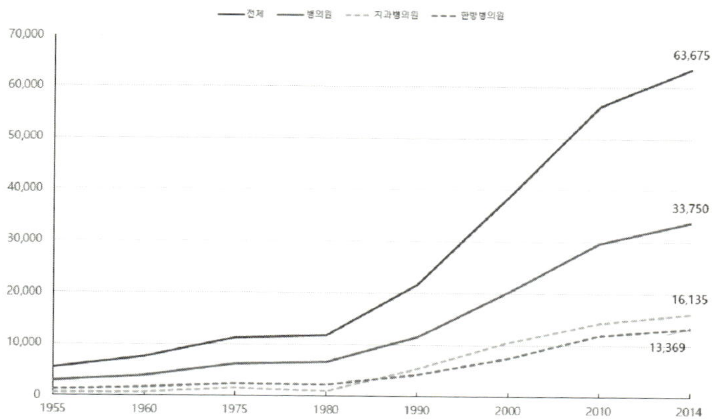

출처 : 보건복지 70년사 44p 보건복지부. 2015. ISBN 978-89-97110-77-3

3) 정부의 안일함

앞에서는 개선의 적기를 놓친 것에 대해서 이야기를 하였다. 여기서는 기본적인 활동을 하지 않은 나태함을 기술한다.

(1) 공공의료 확충 노력 미흡

권위주의 시대의 의료소비자와 공급자를 모두 조정할 수 있는 강력한 통제력은 오히려 정부의 개선 필요성을 느끼지 못하게 하였다. 우선 우리가 늘려야 하는 공공의료기관의 현 상황을 살펴보자.

공공의료기관은 공공보건 의료에 관한 법률' 제2조에 따르면 국가나 지방자치단체 또는 대통령령으로 정하는 공공단체가 공공보건 의료의 제공을 주요한 목적으로 하여 설립, 운영하는 보건 의료기관이다. 이미 알려진 한국의 약점이지만 한번 자료를 통해서 보면 OECD 2018 년도 기준에서 볼 때 공공의료기관/전체 의료기관 비율이 OECD 평균인 52.4%에서 한참 못 미치는 5.7%이다.(그림 3-13)

그림 3-13 OECD 비교 국가 대비 공공의료기관 수 비중(2018)

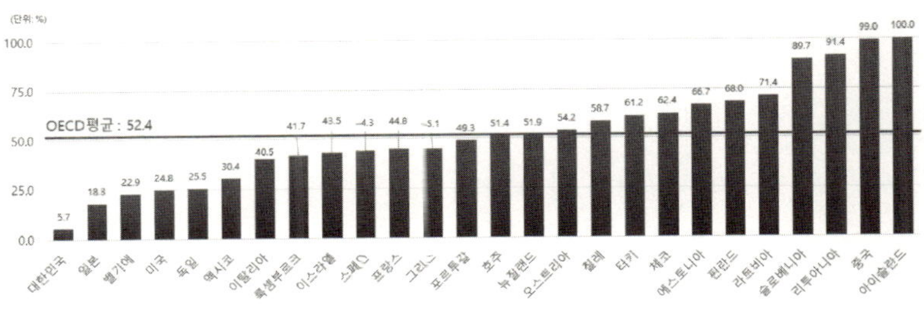

출처 : 2019 공공보건의료 통계집 보건복지부, 국립중앙의료원 16p 재인용 ISSN 2508-6774(online)

표 3-8을 보면 다른 무관심도 볼 수 있다. 공공의료기관의 비율은 2005년보다 2015년이 오히려 더 감소했음을 알 수 있다. 거의 공공의료 늘리는 일에 신경 쓰지 않은 것이다.[97)]

표 3-8 의료기관 개설의 주체 변화

구 분		2005년	2010년	2015년
공공의료기관	국가(국립)	22 (0.0%)	28 (0.0%)	54 (0.1%)
	지방단체(공립)	3,497 (6.7%)	3,554 (5.9%)	3,554 (5.3%)
	군병원	39 (0.0%)	47 (0.1%)	42 (0.1%)
	특수법인	72 (0.1%)	163 (0.3%)	446 (0.7%)
	합계	3,558 (6.9%)	3,629 (6.0%)	3,650 (5.5%)
민간의료기관	학교법인	143 (0.3%)	149 (0.2%)	151 (0.2%)
	사회복지법인	148 (0.3%)	130 (0.2%)	105 (0.2%)
	종교법인	5 (0.0%)	5 (0.0%)	0 (0.0%)
	사단법인	168 (0.3%)	226 (0.4%)	172 (0.3%)
	재단법인	168 (0.3%)	182 (0.3%)	197 (0.3%)
	회사법인	78 (0.2%)	78 (0.1%)	103 (0.2%)
	의료법인	722 (1.4%)	1,058 (1.7%)	1,334 (0.2%)
	개인	47,563 (90.4%)	54,963 (90.7%)	60,738 (91.4%)
	합계	48,995 (93.1%)	56,791 (93.7%)	62,800 (94.5%)
총계		52,625 (100%)	60,583 (100%)	66,450 (100%)

출처: 보건복지부, 2005, 2010, 2015 재구성.

의료기관의 개설 주체의 변화를 보아도 거의 공공의료기관이라고 할 수 있는 비율은 10%도 되지 않는다. 2000년대 이후의 공공단체가 설립한 공공의료기관 중 급성기 병원도 2군데뿐이다. (국민건강보험일산병원, 국립암센터) 시민에게 의료공급자가 불안함을 주었다면 비난받아야 마땅하다. 그러나 의료의 불안함의 책임은 사실은 의료공급자 쪽이 아니고 정부의 책임이 크다. 한국의 정부는 과거의 상황을 다시 살펴보고 개선점을 찾아야 하는 일을 차일피일 미루어 왔다.

97) 363p 한국의 사회보장제도 노대명, 김근혜, 정희선 2018 ISBN 978-89-300-8953-1

(2) 의사 양성 지원 소홀

해외 주요국의 의사는 국가자원으로서의 공적 의무 부과를 위해 교육비를 상당 부분 부담한다.[98)]

표 3-9 외국의 의사 양성 비용 공공지원 사례

국가	지원주체	지원사례
미국	메디케어	직접수련비용(인건비, 복리후생비, 행정직원비용, 간접비 등) : 39억 달러(1인당 연간 10만 달러)
		간접수련비용(전공의로 인한 병원의 생산성 감소 및 수련교육을 위한 기관 비용) : 연간 97억 달러
	메디케이드	주 정부마다 지원 항목이 다르며, 직접, 간접수련 비용 38억 달러
	국가 보훈처	직접수련비용 6억 달러, 간접수련비용 7억 달러
	주정부	주별 또는 지역별로 의학교육을 장려하는 정책에 따라 특별지원
영국	정부	의료서비스가 국영화되어 모든 전공의 수련비용을 국가에서 부담 : 1인당 전공의수련비용: 40,108파운드 (약 7,200만원)
독일	국가, 주정부	국가와 지방정부에서 공적재정으로 부담
일본	정부	의과대학 졸업 후 필수임상수련과정에 대해서 국가 일반회계로 지원
캐나다	보건부	전공의 인건비, 진료활동과 수련활동에 들어가는 병원 간접비 지원
	교육부	지도 전문의 인건비 지원

출처: 의사양성 비용 추계 및 공공지원 방안 연구 A study on the cost estimation and the pubilc support of physician training program 2020. 01. 양은배 외 5인 의료정책연구소

그러나 한국은 의사의 공공성을 위한 정부 역할 중의 하나인 교육비 투자는 거의 전무하다.

(3) 냄비 속의 편안한 개구리

유럽의 의료제도 개선 노력은 꾸준하다.[99)] 그에 반해 한국 정부는 의미 있

98) 의사양성 비용 추계 및 공공지원 방안 연구 A study on the cost estimation and the public support of physician training program 2020. 01.양은배 외 5인 의료정책연구소

99) 프랑스 지출 관리) 총량적 지출 관리체계 구축
- 1995년 쥐페 계획(Plan Juppé)을 통해 1996년부터 매년 법률로 차년도 '건강보험 지출목표(ONDAM)'를 국회에서 의결
- 2004년 개혁을 통해 보험자연합(UNCAM)을 신설하여 건강보험의 주요정책에 대한 사실상의 결정권한을 보험자에게 부여하였음

는 개선에는 상대적으로 미흡해 보인다.

앞에서 기술한 것과 같이 한국의 의료는 권위주의 시대에 만들어진 제도와 연장선상에서 만들어진 하나의 제도가 추가되어 3가지 주요 제도 위에서 운영되었다. 이를 토대로 민간자원을 최대한 활용하여 편하게 관리해 왔다. 의사 양성을 지원한 적도 없고, 공공병원 비율을 10%를 넘겨본 적도 없다. 그럼에도 불구하고 돈을 걷고 나눠주는 역할만 해도 잘 돌아가고 있다. 정치인들도 긴 호흡이 필요한 장기 계획에는 무심하다. 정치인의 시계는 빠르게 가기 때문이다. 그럼에도 불구하고 글로벌 우수국가로 벤치마킹의 대상이 되었다. 한국의료는 우수하다는 착각을 갖게 할 수 있는 장면이다.

이는 한국의료를 오만함에 빠지게 한듯하다. 이에 다양한 부담을 개선하지 않고 단기적 성과에 집중한다. 그러나 정부 입장에서도 의료비 증가 속도는 눈에 가시였다. 이를 억제 하려면 GDP 대비 개인 경상의료비를 억제하면 될 듯 하였다. 이에 약간의 비용만 본인이 부담하면 의료 서비스를 받을 수 있는 사민주의 성격이 강한 유럽식 복지제도가 눈에 띄었다. 이에 근본적 구조의 고찰없이 이러한 문제를 해결할 수 있는 지름길로서 비급여 영역을 없애거나 줄이는 생각을 하게 된듯하다.

-2010년 '건강보험 미래발전 최고위원회(HCAAM)'를 상설기구로 설치하여 건강보험의 선제적인 개혁을 지속적으로 추진

-2004년 개혁을 통해 2005년부터 1차 의료 전담체계인 주치의(médecintraitant)제도를 전면 도입하였음. (-한국보건사회연구원 주요국 사회보장제도 프랑스편)

영국 1974년~1986년: NHS 행정체계의 분권화, 1987년~1996년: 내부시장(Internal Market)의 도입, 2000년 28개의 전략(strategy)지역으로 나누어 보건전략국(SHAs)으로 재조직, 2012년, 건강및사회복지법(Health and Social Care Act 2012), 임상의 커미셔닝 그룹(Clinical Commissioning Group) 및 NHS커미셔닝위원회,(NHS Commissioning Board, NHSCB) 설치

마. 한국 정부의 구상-의료도 보조금 공화국으로 개선(?)

한국은 정부의 강한 리더십 속에서 압축성장 하였다. 이에 필요한 인프라를 주로 정부의 보조금 지원으로 해결하였다. 예를 들면 교육, 교통 등이 대표적 분야이다. 물론 사회의 인프라에는 공공재의 성격이 있으므로 정부의 보조금이 지급되는 것은 다른 국가도 일반적인 현상이다. 그러나 한국은 그러한 성격이 좀 더 강하다. 예를 들면 한국의 교육제도는 정부의 보조금이 없으면 사립학교는 운영 자체가 어려운 것은 익히 알려진 사실이다. 정부의 지배력은 강해질 수밖에 없다. 심지어는 학과의 개설에도 큰 영향을 미친다. 이런 경직된 구조는 한때는 프랑스 국내의 국문학과 보다 한국의 프랑스어 학과가 더욱 많아지는 기현상도 유발하게 된다. 유치원, 버스회사를 포함한 교통 등도 정부의 보조금이 없으면 운영이 어려운 사회 인프라이다. 이러한 예는 찾아보기 어렵지 않다.

이러한 경험의 연장선상에서 의료제도 개선도 보조금 공화국을 생각하고 있는 듯하다. 이 방법이 의료제도라는 중요한 사회 인프라를 통제하기 가장 쉬어 보였을 것이다. 현재에는 이러한 방법구상이 가능한 이유는 의사의 희소성을 제거했기 때문에 가능하다. 희소성이 없어지면 의료공급자를 관리하에 두기 쉬워진다. 시장은 정부가 거의 장악하고 있기 때문이다. 이에 의료비 증가의 원인으로 지목된 비급여 영역을 거의 축소시키는 제도를 진행 중이다.

비급여 영역을 축소시키면, 의료기관의 수입은 대부분 급여항목으로 채워지게 되는데, 이러한 급여항목은 정부의 의지에 좌우가 되는 건강보험료에서 환급된다. 이것의 많고 적음은 정부에 의해서 결정된다. 즉 정부 보조금의 성격을 가지게 있다. 비급여 항목이 없어지면 완전히 정부 보조금 성격의 급여 진료비에 의해서 의료기관의 수입이 결정되게 된다.

정부의 방안은 2018년부터 예비급여 3800개를 추후 건강보험 적용을 추진하고 있다. 이외에도 선택진료 폐지, 상급병실 보험 적용, 간호간병통합서비스 등의 보험 적용이 추진되었다. 신포괄 수가 제의 적용 의료기관 대폭 확대를 통해서 행위별 수가 제를 점차적으로 감소시키려 한다. 이러한 부담은 막대한 재원이 필요하지만 이에 관한 관련 언급은 없다. 그런데 생각해 보면 재원조달은 뻔하다. 결국은 의료인이 아니면 국민이 부담해야 할 부분이다.[100)]

국민들은 이러한 부담을 이해하고, 미리 체감하는 국민이 있을까. 아마도 복잡한 의료구조를 이해하는 국민은 많지 않기에 이에 대한 반대를 논리적으로 하는 국민도 많지 않다. 상대적으로 저항이 낮을 수 밖에 없다. 그러나 국민도 어느 정도 구조와 상황을 알게 될 때 저항은 시작될 것이다. 국민정서는 아직도 민영화만 안되면 의료 서비스가 지금처럼 저렴하게 지속이 되는 줄만 알고 있는 상태이다. 필자는 국민으로서 이 땅에서 오랫동안 건강하게 살기 위한 의료제도에 기술하고 있다. 변화를 미래를 위한 순풍으로 전환시키는 지혜가 절실하다.

100) 주지홍 (2020). 한국과 미국의 의료보험개혁의 비교 및 시사점-문재인케어와트럼프케어 비교를 중심으로-. 법학연구, 61(1), 93-117)

1) 보조금 공화국이 되면 예측되는일 & 정부의 관련 대책

한국 정부는 비급여 부분을 축소시키고, 의사의 수입을 약간 올려 주면 무상의료(본인 부담금 정도 부담)가 가능했을 것이라고 생각한다. 비급여 부분을 줄이는 초기에는 현재의 의료시장의 통용가격에 어느 정도 유지되는 가격으로 보전해 주는듯할 것이다. 그러나 비급여 부분을 없앤 이후에는 수가를 점차적으로 낮추면서 의사 저항을 분산시켜 최소화시키며 의료비를 억제시킬 수 있다고 판단했을 것이다. 이에 예측되는 두 가지 문제도 다음과 같이 해결할듯하다.

(1) 의사 해외이주로 인한 공동화

만약 많은 숫자가 이탈한다면 이들이 일정 숫자 이상은 이탈하지 않도록 수입을 보전하는 방법(예-진료 수가 보전, 보조금 지급 등)을 고려할 수 있다. 또한 추후 시민단체와 의사들의 의견대로 (그리고 정부의 속마음일지도 모를) 강제지정제가 폐지가 되면, 똘똘한 의사하고만 계약을 하고 이들에게만 부의 축적이 가능하게 해주다면 시스템의 유지는 가능할 수도 있다고 판단했을 것이다. 따라서 의사를 양성하는데 국가의 지원은 불필요하다고 느끼고 동시에 병상도 충분한 국가에서 공공의료기관을 더 확충할 필요도 없다. 어차피 의료공급자를 정부에 의존적으로 만들면 된다고 판단했을 것이다.

(2) 희소성 없어진 의사

기존에는 이해관계자 간 갈등 이슈가 생기면 국민과 정부가 연대해서 의료공급자를 대응하여 통제했다. 그러나 과거보다 갈등이 점점 늘어난다. 이에 따라 점차적으로 늘어나는 단체행동을 어떻게 해결해야 하는가의 고민이 있다.

정부의 대비책을 유추할 수 있는 가까운 예를 보자. 2020년 3월에 COVID-19의 급박한 상황을 의료진의 협력으로 잘 극복하였다. 그러나 그해 9월 의사와의 관계가 악화된 상태에서의 12월 판데믹에서는 전문의 급여는 (일시적이지만) 세배가 올랐다. 다른 보건의료직도 이 정도 상승하였다.

초기에는 자원봉사가 많았지만 의사와 정부와의 관계가 소원해진 이유로 자원봉사자가 대폭 줄기도 하고, 또한 환자가 늘기도 한 상태에서의 의사 수급은 부족했다. 그러나 3배의 급여를 주면서 순조롭게 넘어갔다. 두 가지를 알 수 있다. 하나는 돈을 주면 의사들은 수급이 된다는 선행 학습 사례를 남겼다. 둘째는 단기 일자리에도 시간을 낼 수 있을 정도로 의사가 많다는 것이다. 추후에는 이 금액을 아끼기 위해서 강제 동원 법을 만들려 할 가능성이 높다.(아마도 이미 만들어져 있는 것을 강화시킬 가능성이 높다)

다른 하나는 의사 자격을 취소 가능한 다양한 법안이 발의가 된다. 주로 면허증에 관련 법이다. 의학 영역에서의 갑론을박은 논의가 어려워 제제하기가 어렵기에 제제 법안은 주로 행정 영역에서 이뤄진다.

의료 인프라를 정부 의존적으로 변화시키는 과정에서 의료인 부담이 가중이 되면, 이러한 불만을 단체행동으로 표현할 수 있는데, 이를 방지하기 위해서 2020년 전후에는 그 어떤 때보다 의사면허증 관련 규제가 강해지는 흐름을 보여주고 있다. 이는 의료를 고객만족의 명분하에 좀 더 확실한 정부 관리하에 두기 위함임을 알 수 있다. 그리고 당연한 현상이다. 희소성이 없어지고, 금전적으로 좌우가 되는 수준까지 도달했기 때문이다.

2) 실제로 대비해야 하는 시나리오

비급여를 줄이면 수반되는 변화들은 그리 단순하지 않다. 이중 삼각형 구조의 충격 버퍼링이 없는 구조에서의 변화를 너무 간단히 생각한듯하다. 보조금 공화국으로의 진행 시 발생 가능한 실제 시나리오를 예측해 본다.

(1) 현재의 단일 삼각형에 현재처럼 비급여를 남겨두는 경우

현재의 비급여를 남겨두면, 현재처럼 비이성적 공진화가 진행이 되면서 의료비가 급상승한다. 시장에 진입하는 신기술은 의료시장 진입 초기에는 비급여로 진입한다. 이는 의료소비의 비탄력적 부분을 자극하면서 의료비의 급상승을 유도하는 높은 휘발성을 보여주는 경우가 많다. 한마디로 건강이 안 좋은 분들은 새로 나온 신약이 약간의 효과만 있어도 (가격 효능의 검증전이라도) 가격 상관하지 않고 의료를 구매한다는 뜻이다. 또한 의료비 상승을 자극하는 요인으로서 의사의 증가가 있다. 의사의 증가는 한정된 시장에서의 과도한 경쟁을 유발하면서 의료비 증가의 강력한 요소가 된다.

(2) 현재의 단일 삼각형 구조 +비급여 축소

그럼 비급여를 없애면 어떤 일이 발생할까? 이 경우는 강제지정제가 폐지되는 경우와 그 반대의 경우가 존재한다.

① 현재의 단일 삼각형에 비급여가 없어지는 경우

a. 단일 삼각형에서 이중 삼각형으로 전환됨

헌법재판소의 판시에 따라서 강제지정제가 해제가 될 것이다. 강제지정제가 해제가 되면 일부는 지정제(아마도 그때는 계약제로 표현할 듯)를 이용하여 공공의료를 유지하고 계약하지 않은 의료진은 비급여 진료의 구조가 된다. 현재의 단일 삼각형에서 이중 삼각형으로 구조 변화가 된다.[101)]

b. 필수의료과가 공공 단일 삼각형에서 이탈 시문제

문제는 공공 단일 삼각형에서 진료하던 의사가 탈퇴하여 민간 삼각형으로 이동이 가능한 구조인데, 이때 필수 의료과가 이탈시에 문제가 발생한다. 필수의료과가 수익을 위해서 민간의료영역으로 이탈하게 되면 공공의료의 보장성을 유지하고자 이들을 유지하기 위한 의료수가가 현실화를 넘어서 더 인상된다. 당연히 공공의료비는 대폭 상승한다.

강제지정제 폐지 주장이 의사에게 유리할 때는 의사가 공급이 적을 때였다. 그러나 지금은 의사가 부족한 시기는 지났다. 이에 더 이상 유리한 주장이 아니다. 그러나 필수과의 측면에서 보면 상황은 심각해진다. 필수과 의료인은 공공의료보다는 민간 의료기관으로 가게 되는 것은 불 보듯이 훤하다. 본인들에게 유리하기 때문이다. 따라서 이들을 공공의료기관으로 유인하기 위해서 수가 인상은 필연적이다. 결국 의료비는 상승된다. 이에 의료복지의 목적인 '질병으로 인한 파산으로부터의 구제'에서 더욱 멀어지게 된다. 비급여를 없애는 일은 공공과 민간의 이원적 구조로 전환을 촉발시키는 것에 그치지 않는다. 더욱 심각한 것은 필수의료과의 부족 속에서는 한국의 의료를 30년, 아니 더 이전의 시대로 후퇴시키는 상황을 초래한다. 공공병원에 가면 필수 수술 의사가 없거나, 민간으로 가면 매우 비싼 의료비를 지출해야 하는 상황을 이야기 한다. 국민

---

101) 이때 공공삼각형에서의 진료는 100%의 급여(본인부담금제외)를 주지만, 민간삼각형 의사에게도 공공보험급여진료시 급여항목의 75% 까지는 지불하는 것인 호주이다-여기서는 이야기의 전달을 위해서 호주 같은 상황은 없는 것으로 전제하여 이야기 한다.

은 지금보다 더욱 곤란하게 되는 것은 어렵지 않게 예측할 수 있다.

즉 강제지정제를 풀지 않으면 비급여가 있는 현재의 상황이 지속되고, 강제지정제를 풀면, 필수 의료과의 낮은 수가 문제로 인한 이탈로 다시 1990년대로 돌아가게 된다. 이는 공공 시스템만큼은 한국의료의 수십 년 전으로 후퇴를 의미한다. 게다가 지금은 그때와 같이 강한 정부 리더십을 발휘하기 어렵다. 그렇다고 민주적으로 설득해 본 경험도 없다. 이도 저도 아닌 어려운 상황을 맞이할 것이다. 결국은 돈을 쏟아붓는 형태가 가장 쉬운 일이 된다. 그리고 이러 가능성을 이번 COVID-19 대응 과정에서 확인했다.

만약 필수의료과를 강제지정제에 묶어두게 되거나 의사의 해외이탈을 금지하게 되면 이러한 임상과는 지원자 자체가 없을 것이다. 따라서 부족 사태는 개선되지 않을 것이다. 만약 적절 대우를 해주어 평생보장을 해줌으로써 유지하고자 하면 어느 정도 유지는 될 것이다. 따라서 이 과정에서 의료비 상승은 필연적으로 나타난다. 그러나 이전의 치열함이 사라진, 공공기관에 안주하게 됨으로써 얻어지는 노동 생산성 저하로 인한 비용 상승은 추가적 의료비 인상 요인이 된다. 이는 공공 의과대학을 설립하여 필수과 의사를 양성하고, 10년을 지역에 묶어놓는 물리적 방법으로는 방지가 안된다. 화학적 방법이 필요하다. 또한 공공의료 삼각형 구도와 민간 의료 삼각형 구도로 이원화되면 공공에서의 의료 서비스양은 대폭 줄어든다. 그것은 일일이 계산하는 것은 불필요하다. 주요국보다 2-5배를 일하던 의사의 업무량은 현재의 스웨덴, 영국, 독일, 프랑스의 업무량 수준으로 낮아 질 것이다. 이런 단순 계산에서도 의료비는 2-5배까지는 아니더라도, 상당 부분 증가 하리라는 것은 쉽게 짐작할 수 있다.

이렇듯 어느 쪽으로 변화하던지 정부는 의료비를 결국은 올리게 되어 있다. 강제지정제 폐지를 해도 또는 하지 않아도 의료비는 급상승한다. 그래서 위기라는 것이다.

시민단체는 강제지정제를 풀어 수준 이하의 의사와는 계약을 하지 않음으로써 의료의 질을 올려야 한다고 생각한다. 의사단체와 외형적으로 강제지정제를 푸는 것이 같아 보이지만 각기 목적은 다르다. 마치 시장을 정부가 쥐고, 질 평가를 해서 일정 정도 이상의 업체만 지원하는 형식을 취하자는 것이다. 아쉽게도 이런 일은 불가능해 보인다. 내수재인 경우에는 가능할지 모르겠지만 의사는 글로벌 재화이다. 비교는 해외를 기준으로 해야 한다. 지금의 상황은 너무 오랫동안 적절히 구조를 변경하지 않고 편안히 운영해온 강제지정제의 역습이라고 할 수 있다.

② 단일 삼각형에 현재의 강제 지정 제도 유지

이 경우는 존재하지 않는다. 헌법재판소 판결에 의해서도 존재하기 어려움을 유추해 볼 수 있지만 비급여 항목 없이 현행 수가가 지속 시, 병원의 유지와 재투자는 어렵다. 폐업하게 될 가능성이 높다. 지금도 의료전달체계로 미흡으로 상위 병원만 재투자할 정도의 수익을 내고 있을 뿐이다. 그러나 의료는 군대 또는 경찰과 같이 늘 상비해야 하는 사회 인프라이다. 그러므로 생산성이 떨어져도 의료는 유지되어야 한다. 결국 정부와 국민은 막대한 돈을 어쩔수 없이 지불하게 된다.

이중 삼각형은 공공 삼각형과 민간 삼각형으로 이뤄져 있고 이 구조는 의료 인력의 국내 유지(유사시 동원 가능한), 고급 서비스 수요 흡수, 의료산업의 일차 교두보 등 다양한 역할을 한다. 이 부분이 없으면, 이러한 다양한 역할을 단일 삼각형 구조 안에서 다 해결을 해야 하는데 그나마 완충 역할을 하던 비급여 항목이 없어지면 이는 국가 의료비 부담이 유럽보다 더 높은 수준이 됨을 의미한다.

(3) 현재의 비급여가 존재하는 상황에서 강제지정제를 폐지하는 경우

이는 현재의 상황에서 비급여 민간 삼각형 구도가 더 생기는 것이다. 이는 주요국 구조와 어느 정도 비슷해진다. 이때는 민간 의료 삼각형 구조로부터의 의료비 상승이 촉발되는 것을 통제하는 노력이 필요하다. 예를 들면 독일은 가입자 자격을 통한 통제를 통해서 이를 조절하고 있다. 수입이 일정 부분 이상이면 민간 의료 삼각형 구조로 가입하게 하는 제도 등이 그러한 예이다.[102] 이 구도에서는 공공의료 삼각형 구조(현재의 비급여 부분을 유지)는 민간 의료 삼각형 구조보다 환자를 유치하기에는 유리하다. 상대적으로 저렴하기 때문이다.

공공의료 삼각형 구조를 여러 개를 만들어서 경쟁시키고, 민간의료 삼각형은 엄격한 관리하에 둠으로써 의료비를 억제하고 환자 만족도를 올리는 경우가 네덜란드이다. 공공을 다수의 가치사슬로 만들어서 경쟁을 시킴으로서 효율을 만들어 냈다. 약간의 비급여가 존재하는 공공의료 삼각구조와 비급여 진료를 주로 하는 민간 의료 삼각형 구조라는 점에서는 프랑스와도 유사하다. 이러한 구조는 약간씩 차이는 있지만 세계의 주요 국가들의 일반적 모델이라고 볼 수 있다.

102) 건강보험의무가입한도(Versicherungspflichtgrenze)은 연방노동사회부의 규칙(Rechtsverordnung des BMAS)에 의거 2021년에는 64350 유로(월간한도 5362유로).
출처 : https://www.krankenkassenzentrale.de/

그러나 한국이 가지게 되는 문제는 역시 다른 곳에 있다. 앞서 기술한 필수과의 공공 삼각형 이탈이 문제이다. 그래서 이를 방지하기 위해서 해외 주요국도 주요 필수의료의 의료 수가를 한국보다 3-10배 가까이 높게 유지한다. (표 3-7. 표 1-4)

(4) 의료의 질과 양에 가장 중요한 변수-의사의 해외이주

의료는 어느 나라던지 중요한 사회 인프라자원으로 국내에 일정숫자의 유지가 매우 중요하다. 점점 융합되어가는 세계의 흐름속에 중요한 점은 전문인력의 이동이 증가하고 있다. 이에 의료자원의 배치는 효율성 및 접근성 높은 의료서비스를 위한 매우 중요한 관심사이다.

2011년 WHO는 54개국의 의료진이 부족하다고 발표하였다. 이에 앞서 2006년에는 430만명의 의료인 부족을 발표하기도 했다. 2000년 1월과 2010년 11월 사이에 대부분의 국가에서 외국 출생 의사의 비율이 증가하여 OECD 23 개 국가에서 19.5 %에서 22 %로 증가를 발표하기도 하였다.

이런 이동의 가장 단순한 이유는 의료인 수입이 그 원인이다. 2001년의 에스토니아에서 의과대학을 졸업한 의사가 그의 월급을 4배로 늘리기 위해 해야 할 일은 단순하다.[103] 다만 200km를 이동하는 것뿐이다. 이들은 핀란드나 중동지역으로 옮기면 급여가 4-5배로 오른다. 이에 그의 동기들 중 30-40%가 보다 나은 환경을 위해서 국경을 넘는다. 반면에 에스토니아의 한 의사는 반경 100km 내에서 가정의학과 의사가 없다고 토로한다. 비슷한 이유로 가나도 의

103) https://www.politico.eu/article/doctors-nurses-migration-health-care-crisis-workers-follow-the-money-european-commission-data/

사 1명만 있는 병원이 상당수이며 심지어는 의사가 없는 병원도 다수 존재한다. 루마니아도 비슷한 이유로 2009-2016년 사이에 의사의 절반이 줄었다.

그림 3-14 의사 및 간호사 해외 이동 주요국 비교표

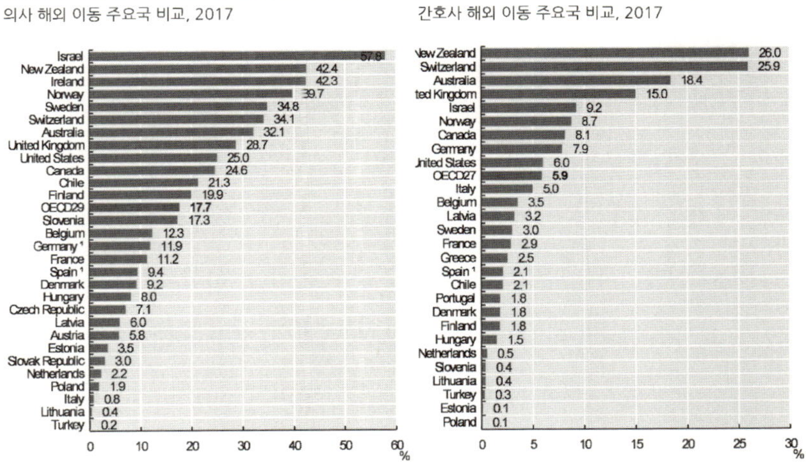

출처 : OECD Health Statistics 2019.

이러한 현상을 두고 하버드대 링컨 천 박사와 뉴욕대학의 조 아이비부포드 교수는 "의사들의 이민은 가난한 나라들에 대한 부자 나라들의 '소리 없는 절도'"라고 비판하면서 "가난한 나라들의 공중보건체제를 무너뜨리면 결국 조류독감과 사스 등의 확산을 부추겨 전 세계의 건강을 위협하게 된다"라고 지적했다.[104] 이에 영국은 이러한 현상을 억제해야 하는 것을 목표로 의사 이동에 제한을 하는 제도를 시행하기도 하였다. 1999년 영국 보건부는 의료 종사자 채용을 제한하는 기준인 "ethical international recruitment"을 시행하기도 하였다.

104) 부산일보 http://www.busan.com/view/busan/view.php?code=20051028000075참조

그러면 부자 국가에서는 이러한 이동이 일어나지 않을까. 유럽내 의사 간호사의 이동을 살펴보자. 자료를 살펴보면[105] 유럽에서 의사가 이동하는 sending country는 루마니아. 그리스, 독일, 이탈리아 폴란드 헝가리 스페인이 거의 절반이상을 차지한다. 반면에 의사가 이주하는 receving country는 영국, 독일, 스웨덴, 벨기에 이다. receving country의 의사도 미국 또는 중동의 좋은 조건으로 이주하는 경우도 늘고 있다. 간호사의 이동을 보면 sending country는 루마니아. 스페인, 포루투칼, 독일이고 이주하는receving country는 영국, 오스트리아, 벨기에 이다. 주로 일하는 환경이 좋은 국가를 찾아서 이동한다. 놀랍게도 독일과 이탈리아는 주요 의사 수출국 중 하나이다. 한국과 비슷한 규모의 스페인도 의사의 유출량이 많다. 오스트리아 벨기에, 프랑스 네덜란드 덴마크 스웨덴까지 적지 않은 수의 의사와 간호사가 이동한다. 이렇듯 우리가 알지 못하는 사이에 OECD에서도 지속적인 모니터링을 할 정도로 의사, 간호사의 해외 이동은 이미 중요한 국제적 문제가 되어 있다.

대부분의 의사들이 이동하는 가장 큰 흐름은 1인당 의료비가 적은 국가에서 많은 국가로의 이동이다. 또한 유럽에 주요국의 의사의 빈자리를 생기고 있다. 유럽은 현재 의사 평균연령이 상승하는 시기이다. EU의 의사 3명 중 1명 이상이 2014년에 55세 이상이었다. 2020년까지 이러한 의사는 6만 명 이상의 의사(인력의 3.2%)가 매년 줄어듦을 의미했다. 이러한 빈틈을 이용해서 의사는 1인당 의료비가 낮은 국가에서 높은 국가로 이동 중이다.

그럼 1인당 경상의료비가 많은 국가들의 의사 유출은 어떤 이유로 설명할

105) https://www.politico.eu/article/doctors-nurses-migration-health-care-crisis-workers-follow-the-money-european-commission-data/

수 있을까. 1인당 의료비가 갚은 국가는 의료비 상승을 억제하기 위해서 다양한 방법을 사용한다. 표 5-3을 보견 대부분의 의료비 상승은 의사 증가율에도 미치지 못하는 것을 알 수 있다. GDP 증가분과 물가 상승률을 고려하면 의사의 수입은 오히려 마이너스이다.

사회가 정체가 되면 가장 타격을 받는 곳은 젊은 층이다. 의사사회도 비슷하다. 의료의 수입이 정체가 될 경우 여기에 가장 먼저 타격을 받는 곳은 젊은 의사층이다. 따라서 이들도 더 나은 대우를 찾아서 이동을 한다. 이는 의료의 공백을 유발하고 그리고 그 자리는 다른 저소득 국가에서 오는 의사로 채워진다. 이렇듯 의료비가 높은 국가에서도 이동이 일어난다.

이 과정에 문화와 언어가 다른 국가의 의사에 의한 불편한 서비스는, 그전보다는 부족하다고 느꼈던 의료인 부족함을 더욱 느끼게 할것이다. 그리고 불편한도 호소할 것이다. 이는 의료소비자의 불만족을 야기하고 이에 의사 증원이 필요하다고 주장된다. 이에 의사수를 늘린다. 한국보다 1/3-1/5 정도의 노동량이지만 현지의 다른 의사의 노동량에 비해 조금이라도 증가하면 업무과다, 의료의 질저하라는 주장속에 의사 증원의 논리가 힘을 받는다. 그러나 증원된 의사의 일부는 다시 해외로 이주한다.

의료공급자기 국경을 넘어 취업하는 행위는 어떤 직종보다 용이하다. 이유는 의학은 전 세계적으로 교과서가 통일되어 있는 몇 개 안되는 학문이다. 변호사나 기업과 다르게 현지화가 상대적으로 어렵지 않다.

이러한 배경 속에 의사인력의 해외 유출은 매우 흔한 일이다. 정부는 이 상황을 잘 알고 있는 것으로 보인다. 이제는 의사들도 이 상황을 알아가고 있다.

아직 국민들만 잘 모른다. 아마도 국민은 이를 알면 반겨 하지는 않을 듯하다. 그러나 이러한 흐름을 막을수 있는 뾰족한 방법은 없어 보인다. 한국도 비슷한 상황에 처할 수 있음을 대비해야 한다.[106)]

(5) 소결

현재의 의료복지제도는 생성과정에서 나름의 배경이 있다. 비급여의 존재도 헌법재판소의 판결(2002, 2014)에서도 알 수 있듯이 나름의 이유가 있다. 따라서 앞에서 기술한 것처럼 비급여의 축소는 그리 간단한 문제가 아니다. 비급여 축소와 강제지정제의 존폐에 따른 예상되는 시나리오를 간단히 표 3-10을 통해 유추할 수 있다.

표 3-10 강제지정제 및 비급여진료의 존폐여부와 향후 예측

	비급여 진료 제도 유지	비급여 진료 제도 축소 or 폐지
강제지정제 존재	**시나리오1)** 현재와 같은 의료비 증가율의 지속 **예측발생문제)** 의료비 상승으로 인한 지속가능성 저하 및 서비스의 저하와 비용의 상승	**시나리오2)** 강제 지정제 변화가속 공공의료와 민간의료로 이분화, 문제는 현재의 필수의료 인력이 민간의료로 이탈시에 공공의료의 필수의료 공동화 현상발생 **시나리오3)** 강제지정제가 유지되는 경우 의료진의 해외이주 가속화 or 의료진의 노동생산성 급격한 저하 **예측발생문제)** 의료비 상승 및 서비스의 질의 저하
강제지정제 폐지	시나리오2의 상황 발생	발생하지 않음

106) 일부는 자료찾기가 곤란하여 해당국가들의 의사 및 유학경험자들과의 인터뷰를 발췌하여 구성하였음. 그리고 필자가 의사이므로 이러한 정성적 자료에 접근하기 용이하였음을 참고하여 주시기 바람.

이와 같이 보면 한국은 비급여진료제도를 유지를 해도, 하지 않아도 의료제도의 지속가능성에 심각한 문제를 안고 있다.

IV

미래 한국의료의 기본1

구조

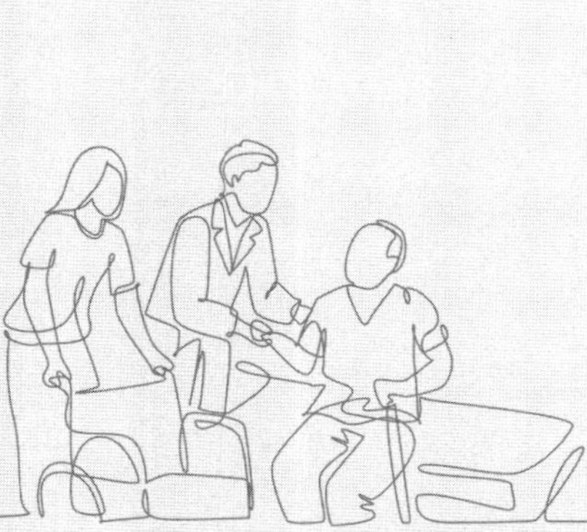

1 한국의료-과거와 미래의 키워드

한국의료의 미래를 위해서 한 번은 반드시 살펴봐야 하는 것은 의료에 대한 우리 민족의 인식이다. 의료는 법적 정서와 더불어 윤리적, 정서적 강제력에도 구속된다. 우리의 미래제도가 역사 속의 상식에서 벗어나지 않도록 하는 것도 중요하다.

한국의료제도에 면면히 깔려 있는 정신을 문헌에서 살펴보면[107] 갑오개혁의 홍법 14조 중 제13조는 '민법과 형법을 엄격하고 명확하게 작정하고 이유 없이 사람을 가두거나 징벌하지 말게 하여 인민의 생명과 재산을 보전할 것'을 천명하면서 건강의 중요성도 강조하고 있다. 1941년 11월 28일 대한민국임시정부 국무 위원회가 발표한 내용도 살펴보자. 모두 3장 24개항으로 구성되어 있다. 제6항에서는 경제정책의 원칙을 규정했는데, 제(8) 항에 "노동자와 농민은 무료 의약 혜택"이라고 규정하고 있다.[108] 그러나 이러한 정신을 천명한 것은 처음이 아니다.

공중보건이란 말은 쓰지 않았어도 『위지 魏志』 동이전(東夷傳)에 의하면, 예(濊)에서는 질병으로 사람이 죽으면 구택(舊宅)을 버리고 새롭게 집을 옮기며 죽은 자는 당일로 매장하고, 부여에서는 백의(白衣)를 숭상하고, 변한인(弁韓人)은 의복이 청결하며 더러운 것을 기피하는 풍속이 있었다고 전해지

107) 박영효(1888)의 "내정 개혁에 대한 건백서"13 신동원. (2001). 특집 2 : 대체의료-의약분쟁을 넘어서/한국의료사에서 본 민중의료. 사회비평, 29(), 93-106.

108) 조동걸. 대한민국임시정부의 건국강령. 국가보훈처. Available at http://www.pvaa.go.kr/upload/study/6-3) 조동걸1.hwp

는 등 그 개념은 이미 생활 속에 파고들었다.[109)]

이러한 개념은 15세기 유럽의 문헌에서도 찾아볼 수 있다. 예를 들면 노스트라다무스[110)]도 이러한 내용을 기술한 기록을 찾아볼 수 있다.

의료가 복지 형태로 모양새를 갖추어 제공된 것은 고려의 혜민국, 동서대비원, 제위보 등을 들 수 있다. 혜민국(惠民局)은 민서(民庶)를 구활(救活) 하는 일을 관장하는 관서이다.[111)] 동서대비원(東西大悲院)은 도성의 병자, 고로(孤老),기인(飢人) 등을 구치(救治) 혹은 수용, 관장하는 관서이다.[112)] 제위보(濟危寶)는 빈민 기인을 구제하기 위하여 준비된 재원을 보관하고 사용하는 일을 관장하는 관설 사회 구제 재단(官設社會救濟財團)이라 말할 수 있다.[113)] 이는 후에 조선의 혜민서, 활인서로 이어진다. 이러한 제도는 프랑스의 혁신적 의료제도라고 손꼽는 1970년 공공의료 서비스 병원(Service Public Hospitalier : SPH) 개념과도 비슷하다. 이를 이미 오래전부터 시행해 왔음을 알 수 있다.

109) 헌국민족문화대백과사전(보건(保健)

110) 1530년대에 노스트라다무스(우리가 익히 알고 있는 예언가와 동일인물이다) 페스트가 돌던 16세기에 그는 다음과 같은 예방 가이드라인을 만들었다.거리의시체치우기 더러워진 린넨 버리기, 물끓여마시기, 목욕하기, 선한 공기 마시기마법의약타기(실지로는비타민C 성분)제니퍼라이트(2020) 세계사를 바꾼 전염병 13가지의 315-324 산처럼

111) 1112년(예종 7)에 판관 4인을 두었는데 본업 및 산원(散員)에서 서로 차임(差任)하되 을과권무(乙科權務)로 하였다. 충선왕 때에 혜민국은 사의서의 소관으로 되었으며 1390년에 혜민전약국(惠民典藥局)으로 이름을 고쳤다.

112) 도성의 동서 두 곳에 설치하였고, 서경(西京)에는 대비원분사(大悲院分司)가 있었다. 문종 때에는 동서대비원에 사(使) 각 1인, 부사 각 1인, 녹사(錄事) 각 1인을 두었는데 병과권무(丙科權務)로 하고, 이속은 기사(記事)인데 의사(醫史)로 충당하고 서자(書者) 2인을 두었다.

113) 963년(광종 14)에 처음 설치한 이 재단은 문종 때에 부사 1인(7품) 이상, 녹사 1인을 두었는데 1354년에 폐지하였다.

한국의 의료제도와 생각은 이미 수천 년 전부터 우리의 역사와 DNA 속에 자리를 잡고 있으며 오히려 주요 국가보다 더 한걸음 더 앞섰다.

이러한 내용이 면면히 내려오고 있는 한국으로서는 새로운 변화에 직면했다. 우리가 과거의 정신을 계승하고 미래 한국의료를 만들어가기 위해서 이해해야 하는 변수는 매우 많다. 대표적인 키워드를 죽 나열해 보면 다음과 같다.

1. 단일 삼각형 구조 vs 이중 삼각형 구조, 2. 혼합진료 여부, 3. 의료 전달체계, 4. 평가하기 어려운 의료와 그 대안으로서 새로운 복지 개념과 한국의료, 5. AI, 6. 필수 의사 수급, 7. 유사시 공공의료 확충, 8. 의료산업, 9. 의료소비자의 정치적 선택과 의료공급자의 선택, 10. 건정심과 총액계약제, 11. 강제지정제, 12. 인력수급, 13. 강화된 의료복지 속의 모럴해저드 방지, 14. 고령화, 15. 인구감소, 16. 필수의 범위 등이다

현재의 시대는 기술의 시대이다. 테크 프렌들리(Tech friendly) 시기이지만 아직은 의료에서의 게임 체인저가 나오기는 어렵다. 따라서 그전까지는 이러한 변수들의 상호작용을 통해 상생으로 이끌 수 있는 근본적 틀을 구상해야 한다.

만약 의료가 과학에 의해 변화가 된다면 의료제도 변화를 위한 게임 체인저는 다음과 같은 가치를 주면 가능하다. 의료는 중간에 전문지식이라는 의료인을 거쳐서 제공이 되어야 한다. 대체(代替)가 어렵다. 이러한 구조로 인해서 복잡성이 증가하고 속도가 늦어진다. 따라서 의사를 대체(代替) 가능해서 이러한 복잡구조를 단순화 시킬 수 있어야 게임 체인저라고 할 수 있다.

또한 의학이 완전한 과학이 되어야 한다. 아직도 의학은 100% 과학이 아

니다. 사실 의학은 온전히 자연과학인 적이 한 번도 없었다. 아직도 손을 따뜻하게 잡아 주는 의사가 경쟁력이 있는 것은 의학과 의료가 100% 자연과학이 아니기 때문이다.

이러한 상황에서 볼 때 가장 효과가 큰 게임 체인저는 두 가지이다. 하나는 의료에서 이해관계자를 숫자를 줄여 단순화를 통해 갈등을 최소화시키는 경우와 둘째는 온전하게 예측 가능한 과학이 되는 것이다.

기술적 측면에서 게임 체인저를 보면 아직은 요원하다. 이를 위해 4차 산업을 도입한 스타트업이 있지만, 기회 탐색형보다는 문제점 개선형의 사업에 주로 머물고 있다.

반면에 제도적 측면에서 보면 의사 우위(즉 시장주의 의료)실패, 정부 우위 의료의 부진에서 다시 소비자 우위의 시대로 간다. 그래서 소비자 선택권을 주기 위해서 경쟁시키는 것은 현재에서는 가장 나은 게임 제인저의 역할을 할수 있을 듯 하다. 현재의 한국의료의 무분별한 경쟁이 아닌 상생을 위한 구조화된 경쟁을 이야기하고 있다.

이를 도입하기 위해 미래의 의료를 구상해본다면 우선 다른 국가가 이미 도입하고 있는 관리 경쟁유형을 참고해야 할듯하다. 지속 가능의 측면에서 보면 유럽의 구조는 좀 더 유리한 측면이 많아 보인다. (필자의 생각으로는) 한국보다 좀 더 많은 생각을 하여 완성된 제도이다.

2 주요국의 기본 구조의 이해

우선 앞에서 기술한 이중 삼각형 구조를 좀 더 자세히 기술하여 본다. 세계 주요국의 의료제도는 다음과 같은 구조로 되어 있다. 이는 물리적 또는 기능적으로 다음과 같이 나눠져 있다.

그림 4-1 주요국 의료제도의 기본 구조도 설명

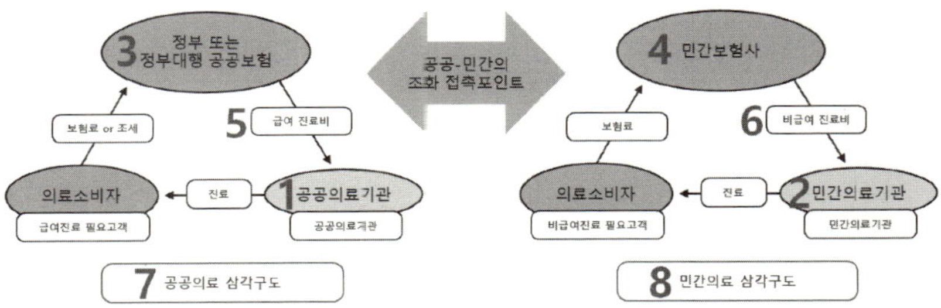

그림 4-1의 설명이 필요하다. 구조의 설명이므로 본인 부담금, 부담금 상한선 등은 고려하지 않는다.

두 시스템은 나라마다 조금씩은 다르다. 주된 기능에 따라서 도식화하여 세세한 것은 반영하지 않았다. 그림의 번호를 기준으로 설명하면 다음과 같다.

1 공공의료기관과 2의 민간 의료기관은 하나의 기관(의사)에서 수행할 수도 있고 각각 별도로 독립된 기관일 수도 있다. 여기서는 기능적으로 역할분담을 전제로 도식화하였다. 3의 정부 및 공공보험 업무자와 4의 민간보험자도 하나의 기관에서 가능할 수도 있고 별도로 독립된 기관일 수도 있다. 여기서는 기능적으로 역할분담을 도식화하였다. 5의 급여 진료는 공공보험 시스템

내의 진료, 6은 공공보험에서 급여해 주지 않는 항목이다. 7의 공공의료 삼각구도는 필수진료(급여 진료)를 강제보험 가입을 통해서 전 국민 의료보험서비스를 제공하는 구조. 8의 민간 의료 삼각구도는 비급여 진료를 제공받거나 필수적 진료이지만 공공 시스템보다는 좀 더 우수한 서비스를 제공받기 위해서 개인적 지불(민간보험사가입 포함)이 가능한 구조를 지칭한다.

3 주요국의 의료제도 유형 6가지

유형. 1. 민간 의료가 더 활성화된 구조(그림 4-2)

유형 1은 민간 삼각형이 좀 더 강화된 형태이다. 미국이 주로 이런 형태이다. 공공의료 삼각구도의 비용 억제도 유럽과는 다른 방식으로 한다. 일반적으로 미국의 이러한 민간 삼각형 의료구조가 중심이 된 의료제도가 효율성 낮은 제도라고 볼 근거는 많지 않다. 다만 미국의 의료가 성과가 나쁜 이유는 (민간 삼각형 의료)구조가 원인이 아닌 운영 수준에서의 문제이다.

우선 보험자의 가입자 역선택이 가능했다. 이를 통해 보험사는 건강한 사람만 선택적으로 가입을 시켰다. 또한 보험료를 내는 가입자와 의료 서비스를 받는 가입자(환자)가 일치되지 않았다. 의료소비자가 보험사의 직접 고객(기업)이 아닌 것은 의료의 모니터링과 경쟁 순기능을 마비시키기에 최적의 조건이었다. 이러한 과정 속에 분절된 의료 서비스 가치사슬[114]은 표준화가 어렵

114) 진료비, 약제비,물리치료비, 입원비, 검사비, 등등의 각각의 영수증으로 오는 상태를 이야기 한다.

고 이에 평가와 비교를 더욱 어렵게 했다. 이러한 분절된 틈을 통해 여러 항목의 끼워팔기가 이뤄지면서 의료비 증가의 원인이 되었다.

그림 4-2 민간 의료가 더 넓은 경으 구도(유형 1)

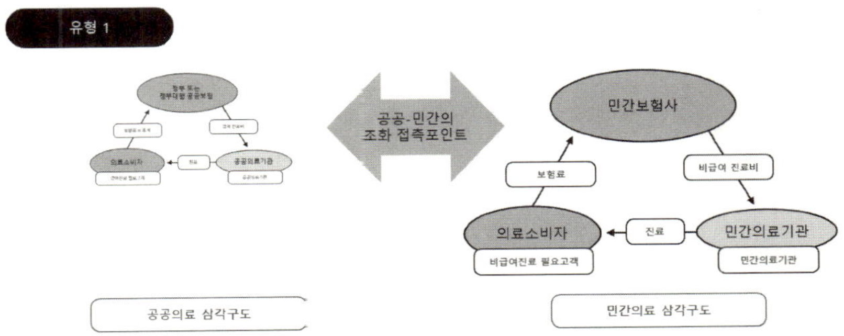

참고: OECD 헬스데이터 및 WHO 접근자료를 토대로 하여 민간의료와 공공의료의 상대적 중요성 및 의료제도에서의 역할을 면적의 크기로 비교함

유형. 2. 공공의료가 더 활성화된 구조(그림 4-3)

공공의료가 주된 제도로서 민간 의료를 보조적으로 사용하는 유형이다. 이러한 형태는 프랑스, 호주로 대표된다. 그리고 스웨덴도 시간이 흐르면 이러한 범주에 포함시킬 수 있을 듯하다. 공공과 민간의 가치사슬이 구별되어 있으며 혼합진료도 가능하다. 그리고 민간의료에 지급하는 의료비를 미리 관련 보험에 가입하여 대비가능하다.

프랑스는 공공 vs 민간의 비율이 80% vs 20%, 호주는 75% vs 25% 정도라고 알려져 있다. 공공과 민간의 조화를 유지하려는 방향은 두나라 모두 비슷하다.

프랑스가 호주처럼 NHS로 닮아가고 있는 중이며, 호주는 민간, 비급여 부분의 민간 보험 가입자를 활성화시키기 위해 노력하며 현재의 프랑스의 장점을 닮아가는 중으로 보인다. 서로 벤치마킹 중이다. 이들 국가도 공공의 내부에서도 경쟁 강도는 강한 편이 아니다.

의료전달체계는 한국에 비해서 체계적인 편이다. 동시에 어느 정도 혼합진료를 통해서 완전히 폐쇄된 생태계에서는 벗어나려 노력하고 있다. 공공의료의 중요도가 다른 국가에 비해서 크다. 좌측내에서의 공공의료 삼각구도에서 비급여를 제한 해놓은 형태이다.

그림 4-3 공공의료가 더 넓은 경우 구도(유형 2)

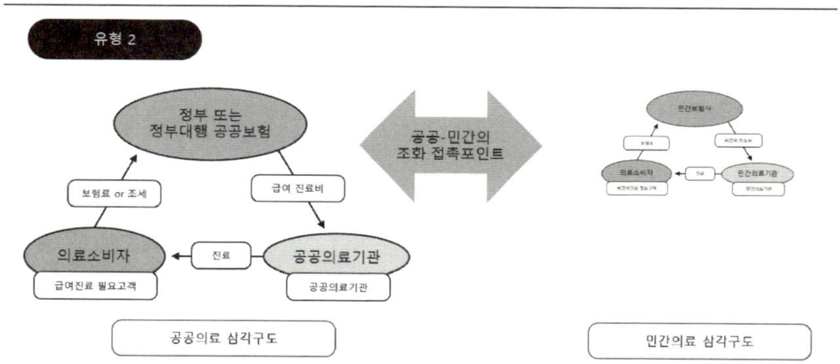

참고: OECD 헬스데이터 및 WHO 접근자료를 토대로 하여 민간의료와 공공의료의 상대적 중요성 및 의료제도에서의 역할을 면적의 크기로 비교함

유형. 3. 공공의료가 대부분을 차지하는 구조(그림 4-4)

의료비용의 비탄력적이고 휘발성 높은 것을 경계하여 민간 삼각형 구조 영역을 키우지 못하는 나라가 바로 영국과 캐나다이다. 캐나다가 이런 성향이 영국보다 좀더 강해 보인다.

그림 4-4 공공의료가 대부분을 차지하는 경우 구도(유형 3)

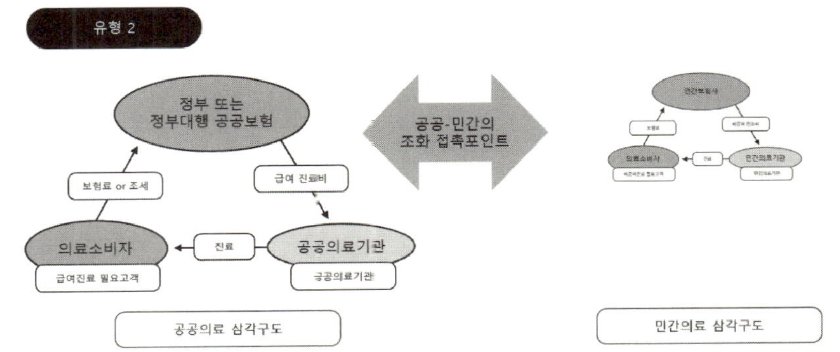

참고: OECD 헬스데이터 및 WHO 접근자료를 토대로 하여 민간의료와 공공의료의 상대적 중요성 및 의료제도에서의 역할을 면적의 크기로 비교함

캐나다는 민간 의료 쪽을 확대하기보다는 아직도 공공의료 삼각형 구조내에서 어떻게든 해결 해 보려고 한다. 이에 대기 환자 감소를 위한 방법을 예로 들어보자. 민간 의료자원을 도입하여 해결하려는 세계적 흐름과 달리 캐나다는 정부의 대표적 정책으로 목표를 세우고 공공 구조 내에서 해결하기 위해서 총력을 기울이고 있다. 그러나 성적은 좋지 못하다. 캐나다의 대기시간에 대한 성적표는 후술한다.

영국은 민간을 활성화하여 효율성을 제고하기 위해 1990년대부터 내부시장(internal market), 2000년대에 PCT(primary care trust) 제도 2012년에 임상 커미셔너 제도(Clinical commissionor)를 통해서 공급자와 구매자를 분리시키는 노력을 하였다. 공공 내부에서 경쟁을 유도하기 위함이지만 성과는 만족스럽지 못한듯하다.

이들 국가는 조세기반 의료제도(NHS)로 운영된다. 공공 내부에서도 경쟁도 치열하지 않다. 이에 민간보다 효율성은 낮아 보인다. 공급자는 사실상 분절되어 있고, 협력 구도를 설계해도 작동은 잘되지 않아 보인다. 또한 이러한 유형은 대부분 정액제 진료이기에 과잉진료보다는 과소진료가 문제다. 진료량을 줄이면 그것이 오히려 의료공급자의 이익이 되는 구조이다. 업무량이 줄어들면서 의료소비자의 대기시간이 증가한다. 두 나라 모두 늘어나는 대기자로 골머리를 썩고 있다. 정액제 진료 국가에서는 의료의 질이 낮아질 수도 있는 이유가 뚜렷하므로 질 관리를 열심히 한다.

일반적으로 공공이 할 수 있는 가장 효과적 의료비 억제 정책은 의료전달체계의 확립이다. 이들 유형의 국가는 이를 매우 중요시 여긴다. 역시 질 관리가 강화되는 또 다른 중요한 이유이다.

또한 수요자와 지불자가 불일치 되는 것도 의료비 상승에 영향을 미친다. 그러나 이들 유형에서는 불일치에 의한 심각한 정도가 미국만큼은 아니다.

이들 국가는 의료비 증가로 인한 문제를 해결하기 위해서 의료비 증가 억제 정책을 시행하고 있다. 결과는 의사들의 이탈로 나타난다.(표 5-3)

유형. 4. 공공의료구조가 다수가 존재하는 구조(그림 4-5)

네덜란드가 이러한 구도이다. 민간을 억제시킨 상태에서 공공의 경쟁구조를 활성화시켰다.

그림 4-5 공공의료구조가 다수가 존재하는 경우(유형 4)

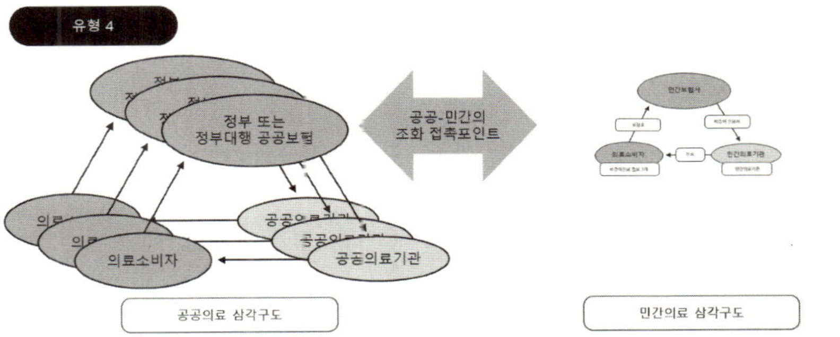

참고: OECD 헬스데이터 및 WHO 접근자료를 토대로 하여 민간 의료와 공공의료의 상대적 중요성 및 의료제도에서의 역할을 면적의 크기로 비교함

한국과의 차이점은 두 가지이다. 동일한 공공 구조가 여러 개 존재하는 것과 동시에 공공 구조 내에서도 공급자 간의 경쟁이 존재한다. 공공의료와 민간 의료를 하나의 기관에서 모두 서비스 받을 수 있다. 공공과 민간의 혼합진료도 가능하다. 혼합진료를 하면 이러한 틈새로 민간이 과열되지 않을까 우려하여 네덜란드 정부는 민간보험사를 엄격히 관리한다. 현재 민간보험사는 총 30여 개가 대부분의 공공과 민간시장을 소화해 내고 있다. 동시에 해외 보험사가 국내 의료시장 내에서 영리사업을 하는 것을 엄격히 금지한다. 이에 의사들의 만족도는 미국 정도는 안되지만 민간진료를 완전히 억제하는 NHS 국가(영국, 캐나다)보다는 좀 나은 듯 보인다. 그러나 점차적으로 불만족은 점점 증가하고 있다.[115]

이러한 공공의료 삼각형 구조 내에서도 여러 공공의료시스템이 존재하며 경쟁하게 만들었다. 이에 민간을 통제하고 공공을 경쟁시킨 결과는 네덜란드

115) 주요국의 건강보장제도 현황과 거혁동흔 6 네덜란드 2014 11 이현복외 3 국민건강보험공단건강보험정책연구원참조

를 유럽 최고의 의료제도 국가로 자리매김하게 하였다. 소비자는 의료를 선택 시 우선 보험회사를 선택하도록 설계되었다. 그것이 경쟁 시스템을 구조화하기 유리하다. 이후 보험사와 병원이 계약하는 조건에 따라서 병원 서비스의 질이 결정된다. 소비자는 같은 가격에 더 나은 서비스를 제공받을 수 있는 구조가 된다. 마치 한국의 자동차 보험과 거의 유사한 구조이다. 그러나 선택권과 이동 편리성은 자동차 보험과 같지는 않다. 이유는 평가가 어렵고 정보 전달 가능 시스템이 부족하기 때문이다.

이웃인 벨기에를 살펴보자. 벨기에는 네덜란드와 비슷한 구조이고 상대적으로 안정적이며 변화가 거의 없다. 강제가 아니어도 훌륭히 실행되는 주치의 제도도 있다. 공공과 민간의 혼합진료가 가능하고, 후 상환제이다. 외견상으로도 경쟁의 구조가 되어 있다. 그러나 경쟁 강도의 온도는 다르게 느껴진다. 네덜란드는 공공 삼각형의 보험사의 형태가 서로 경쟁적인 입장이다. 그러나 벨기에는 경쟁은 가능한 구조이지만, 보험자마다 가입자의 특색이 달라 사실상 경쟁은 잘 이뤄지지 않는다.

그러나 의외로 의료비 상승 억제는 잘 이뤄지는 편이다. 아마도 다른 나라보다 잘 정착된 주치의 제도가 이유일 듯 하다. 주치의 제도는 겉으로 드러나지 않지만 많은 이점을 제공한다. 주치의와 의료소비자가 쌓은 신뢰는 의료의 비효율성을 상당 부분 해소시켜주는 것으로 짐작하게 한다. 소통과 신뢰가 사회적 비용을 감소시키는 것은 사회적 자본 이론에서 이미 밝혀진 내용이다.

개인의 의료기록 관리를 주치의가 한다. 의료 개인 정보의 민감성 때문에 다른 나라에서는 선불리 실행하지 못하는 의료기록 공유도 상당 부분 활성화

되어 있다. 이러한 의료의 표준화 및 기록 이전의 용이성으로 인해서 선택권을 확실히 보장하게 되었다. 아이러니 한 점은 선택 시스템은 구성되어 있어도 선택권을 행사를 하는 의료소비자가 많지 않다는 역설적 사례를 보여준다.

유형. 5. 공공의료 민간 의료가 거의 분리된 구조(그림 4-6)

공공과 민간을 거의 단절에 가깝게 나눠놓은 곳으로서 싱가포르를 그 예로 들 수 있다. 싱가포르는 다른 나라와 달리 의료전달체계를 기준으로 공급자를 분리하고 그 토대 위에 경쟁을 도입한 상태이다. 민간과 공공의 교류는 거의 없다고 보면 된다.

싱가포르는 1983년 의료개혁 이후 의료를 공공과 민간을 구분하였다. 그리고 공공 내부의 가치사슬을 의료전달체계를 기준으로 수직통합하였다. 수요자와 지불자를 일치시킴으로서 (메디세이브 등) 도덕적 해이도 확실히 줄였다. 메디세이브등을 통한 수요자&지불자 일치는 의료비 컨트롤에 가장 효율적인 방법 중에 하나이다. 공공의료구조도 내부적으로 3개로 구분되어 있다. 그리고 이들끼리도 경쟁을 통해서 효율성을 달성하려 한다. 이에 반해 민간 의료 쪽은 거의 신경 쓰지 않는다.

간단한 진료는 개인 스스로 해결하는 것이 원칙을 수립하였다. 비용이 상대적으로 적기 때문이다. 그러나 상대적으로 공공은 강력한 관리하에 경쟁시킨다. 또한 공공의료시스템은 국내 민간 의료수요 대신 해외 의료수요를 유치하도록 노력하며 공공의료시스템의 젖줄이 되게 하고 있다.

그림 4-6 공공의료 민간 의료가 거의 분리된 구조(유형 5)

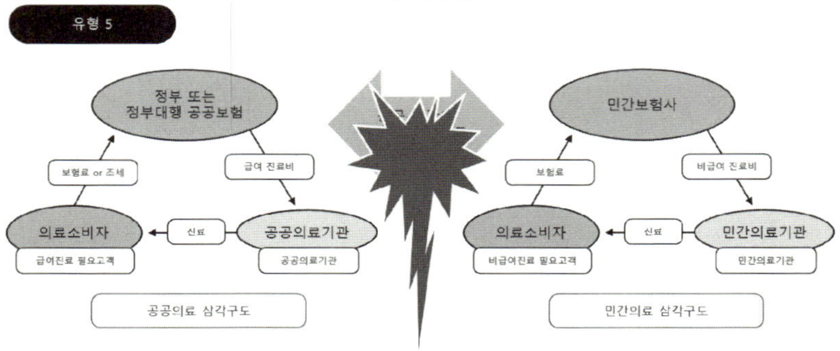

참고: OECD 헬스데이터 및 WHO 접근자료를 토대로 하여 민간의료와 공공의료의 상대적 중요성 및 의료제도에서의 역할을 면적의 크기로 비교함

공공의 구조도 내부에서 다시 3개의 그룹으로 나눠져 있고 이들을 서로 경쟁시킨다. 이러한 구조는 네덜란드보다는 좀 더 발전되어 보인다. 경쟁 속에 서로의 장점은 상호 배워가는 상생의 구조이다.

유형. 6. 공공의료 민간 의료가 분리가 명확하지 않은 구조(그림 4-7)

유형 6은 우측의 민간 의료 삼각구도가 좀 더 크다. 좀 더 활성화 되어 있는 구조이다. 이러한 국가에는 대만이 있다. 의료전달체계도 약하고 접근성이 높고 경쟁은 치열하고 혼합진료도 가능하다 등등이다. 그러나 우리와의 차이점은 총액계약제의 존재이다.

또한 의료비 표준화는 되어있으나 자료까지 이동은 불편하다. 의료비 억제를 위해서 의사와 약사가 실시간으로 환자의 의료이용 이력을 확인하고 의약품의 중복처방을 예방할 수 있도록 환자 중심의 NHI medication information system을 개발하여 중복처방을 막고 있다.

그림 4-7 공공의료 민간 의료가 분리가 명확하지 않은 구조(유형 6)

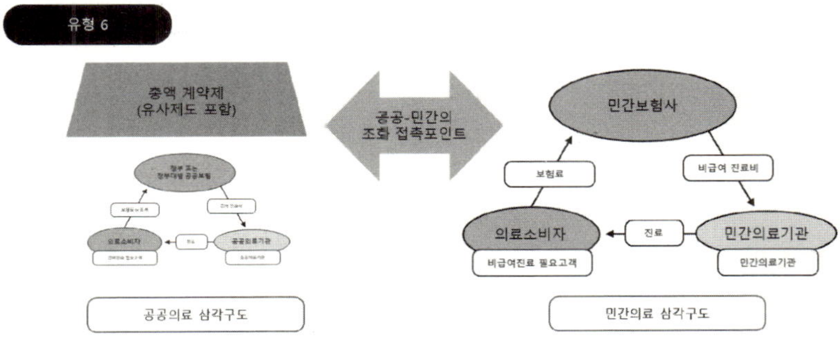

참고: OECD 헬스데이터 및 WHO 접근자료를 토대로 하여 민간의료와 공공의료의 상대적 중요성 및 의료제도에서의 역할을 면적의 크기로 비교함

4 소결

전체적인 흐름을 보면 캐나다가 공공의료 삼각형구조가 가장 활성화 되어 보인다. 여기서 민간 의료의 역할이 좀 더 커지는 순서로 대략 나열 하면, 영국, 스웨덴, 독일, 프랑스, 호주, 벨기에, 네덜란드, 일본, 대만, 한국 그리고 미국의 순서 정도이다.

싱가포르의 구조는 확실한 의료비 억제용으로 의료전달체계를 아예 가치사슬을 연결하여 독립을 시켰다. 이들 국가 중 어느 것이 더 뚜렷하게 낫다고 평가는 불가하다. 정부의 형태, 선거권, 민주주의 여부, 가치사슬의 연결화, 선택권 등 영향을 미치는 요소는 대우 많다.

대부분의 국가의 구조는 단일 삼각형이 아니고 이중 삼각형 구조이다. 이는 단일 삼각형에서는 볼 수 없는 다양한 장점이 있다. 의료자원의 필요성이 일시적으로 증가하거나 의료비 상승이 급하게 일어나는 환경 등이 발생 시 안정적이다. 이와 다르게 한국은 압축성장 속에 좋은 결과를 보여주었지만 이 과정에서 덜 복잡한 단일 구조를 정착시켰다. 이러한 단일 구조는 충격에 취약하다. 주요국의 구조는 한국보다 좀 더 생각해서 만든 안정된 구조이다.

V

미래 한국의료의 기본2

소프트웨어

1. 주요국의 끊임없는 노력
2. 가치사슬-군(郡) 단위 경쟁
   -How to operate에서 How to connect로
3. 경쟁론
4. 민간자원 유치-우선 생각할 조화 포인트-대기 환자 줄이기
5. 선택권

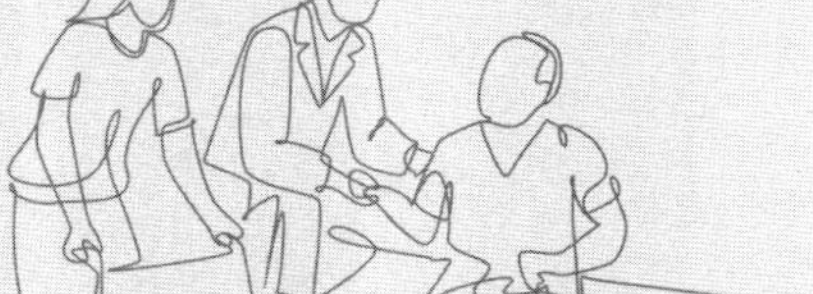

1 주요국의 끊임없는 노력

주요국은 의료제도의 개선을 위한 의미 있는 시도를 지속적으로 실행해 오고 있다. 그러나 한국은 이러한 개선이 등한시 되는 것이 아닌가 판단된다. 전술한 삶은 개구리 증후군(Boiling frog syndrome)은 한국의료의 모든 이해관계자에서 관찰된다. 일반적으로 민영화만 되지 않으면 의료비 상승은 일어나지 않으리라는 단순한 생각을 갖고 있는듯하다. 그러나 민간 의료가 매우 저조한 캐나다를 보면 의료비는 한국보다 높고 의료 서비스의 불편은 한국에 비해 더 심하다. 민영화가 되지 않는다고 의료비와 불편이 증가하지 않는 것이 아니다.

정부와 의료공급자도 물리학의 관성의 법칙처럼 기존의 방법대로 하고 있다. 공공의 의미는 협의에서부터 광의까지 다양하다. 필수의료를 제공하는 협의의 공공의료에서부터 민간 의료를 적재적소에 배치하여 국가가 의료를 제공하는 세밀한 부분까지도 공공의료제도의 대상이라고 할 수 있다. 직접과 간접의 차이일 뿐이다. 이에 의료 전체를 정부, 의료공급자, 의료소비자가 머리를 맞 대고 고민해야 할 사항이다.

이러한 기본적 이해의 바탕 위에 한국의 미래 발전 방향은 현재까지의 발전된 장점+ 한국민의 특징+ 해외의 장점 + 미래의 기술 등을 기반으로 하여 발전시켜야 한다. 늦은감이 있지만 이를 통해 전략을 수립하고 조속 시행해야 한다.

가. 네덜란드가 주는 키워드

Euro Health Consumer Index 2016의 2006-2016년까지의 자료를 보더라도 네덜란드는 의료소비자 평가지수에서 최상위권이다.[116] 네덜란드는 접근성, 질, 비용, 신기술 도입에서 뛰어난 성과를 보여준다. 미국의 경제학자 alain enthoven은 네덜란드가 보건 의료 개혁에서 가장 앞선 국가로 기술하고 있다.[117] 개선 요인으로 경쟁을 잘 활용하고 있으며 관리를 위해서 필요한 다수의 보험자, 보험 가입 의무화, 정보제공 등을 효과적으로 하고 있음을 기술한다.

유럽의 의료시스템의 평가 기준은 매우 까다롭다. 스웨덴의 건강정책 연구소의 보고서(Health Consumer Powerhouse)를 보면 유럽은 평가항목에 따라서 한국보다 더 높은 기준에서 의료를 고민하고 있음을 알 수 있다. 잠시 엿보면 환자의 권리 부분에서는 한국보다 엄격한 부분이 눈에 띈다. 예를 들면 환자와 같이 의사결정하는 부분(patient organizatioin involved in decision makingRight to second opinion), 인터넷에 의한 의료접근성(Web or 24/7 telephone HC info with interactivity)이 높은 정도, 자체 병원의 순위와 자산규모도 평가항목이며, 전자처방의 원활함도 평가항목에 있다.(e-Prescripion)

---

116) Euro Health Consumer Index 2016 report (2017년 1월30일) 35p 참조 https://healthpowerhouse.com/publications/

117) Seddon (2008) Is the future Dutch?The Lancet Regional HealthVOLUME 372, ISSUE 9633, P103-104, JULY 12,

그림 5-1 Euro Health Consumer Index 2006-2016

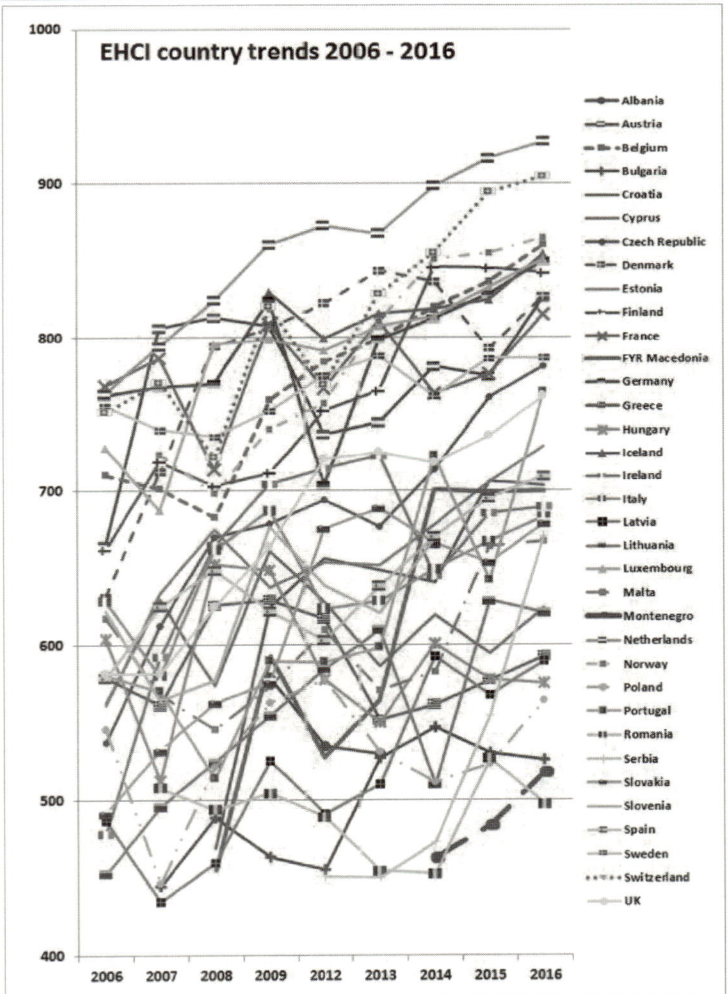

출처 : The results over the nine years 2006 - 2016.

나. 관리 경쟁의 필요성

의료의 완전 평가는 불가능하다. 그리고 정보의 비대칭성으로 인해서 의료계약은 사실상 불공정한 계약이다. 혹자는 평가가 불가능하기에 경쟁이 어렵다고 한다. 그러나 평가가 불가능하기 때문에 경쟁이 더 필요하다. 의료의 현저한 정보비대칭성 및 불완전한 과학으로 인해 운영에 있어서 관리는 필수적이다. 보통 다음과 같이 5가지를 그 이유로 한다.[118] 첫째, 개별 수요는 종종 불규칙하고 예측할 수 없다. 이에 의료 서비스의 사용은 종종 선호가 아닌 의료진 의사에 따라 주도가 된다. 예를 들어 심장마비 환자는 일반적으로 특정 치료를 요구하는 것이 아니라 가장 가까운 병원의 의사가 선택한 치료를 받아들일 수밖에 없다. 두 번째 특징은 고도의 의료 정보인 경우 소비자가 이해하기 어렵다. 이런 이해를 도와주는 에이전트가 있는 경우에는 에이전트의 선택에 따라간다. 셋째, 환자는 일반적으로 의료 서비스를 이용하기 전에 직접적인 경험이 없다. 즉, 서비스를 활용 한 후에도 서비스의 질이 높고 낮음을 확인할 수 없다. 이를 보완하는 방법으로 신뢰의 중요성을 강조한다. 의사와 간호사는 일반적으로 자신의 업무에 대한 소명을 가진 사람으로 교육된다. 본질적으로 물질적 보상보다는 소명을 강조하는 이유이다. 넷째, 공급된 서비스는 일반 상품처럼 반환이 어렵다. 공급과 동시에 회수가 안된다. 다섯째, 의료계는 분야별 가격이 다르다. 이에 대한 책정을 위해 의견을 제안하기에는 매우 어렵다. 불공정이 생길 경우 바로 잡을 수 있는 방법이 별로 없다. 불합리를 개선하기 위한 지속적 노력만 가능하다.

118) Joan Costa-Font, Gilberto Turati,, Alberto Batinti, The Political Economy of Health and HealthcareCambridge University Press :May 2020 12p

의료에서의 경쟁은 소비자 선택을 얻기 위한 경쟁이다. 소비자 선택은 개선을 일으키는 중요한 동력이다. 이에 의료에서의 경쟁과 선택은 동전의 앞뒷면과 같다. 이후의 내용은 이러한 배경 속에 기술된다. 개선해야 할 낭비의 대상과 각각의 이해관계자가 염두어 두어야 하는 내용을 대표적인 것만 기술한다. 3대 이해관계자인 정부, 의료소비자, 의료공급자가 해야 할 주된 역할 중 중요한 사항 하나씩만 기술한다.

2 가치사슬-군(郡)단위 경쟁- How to operate에서 How to connect로

가. 현대 의료의 경쟁-군(郡) 단위 경쟁

현대 경영에서의 기업은 독립적으로 경쟁하지 않는다. 이는 소비자의 니드에 맞추지 못해 도태되지 않으려면 하나의 공급자 보다 여러 개의 공급자가 연합을 하는 것이 필수적이다. 쉽게 이야기하면 군(群) 단위로 경쟁한다. 이를 이해하기 위한 기초개념으로 가치사슬 개념을 기술한다.

기업에서 물건을 만들어 고객에게 파는 것은 결국 고객에게 새로운 가치를 제공하는 것이며 기업 활동 곳곳에 그런 가치들이 숨어있고 그것들이 모여 하나의 완성되어 고객에게 제공되는 것이다. 가치(value)는 도출된 성과 및 이 과정의 비용(cost)의 차이를 이야기하다. 같은 성과인 경우에 비용이 적게 투입되면 가치가 더 큰 것이다. 이를 원재료부터 시작해서 순서대로 연결한 것을 가치사슬이라고 한다. 이는 마이클 포터가 만든 개념이다.[119] 이러한 개념은 확장되어 기업 간의 공유 목표를 위해서 네트워크를 이루는 경우에도 가치사슬에 포함시키면서 연결과 협력 활동이 가치를 증대시킴을 설명하는데 자주 사용된다. 현대 경영학에서는 기업 경쟁력도 이러한 가치사슬의 개념을 바탕으로 설명한다.

현대 경영학에서 경쟁력을 확보하는 핵심 역량을 확보하는 데 있어서 내적 조직역량[120]을 통해서 확보하는 방법도 있지만 다자 간의 동적 전환 능력[121]을 확보함으로써 얻는 방법도 오래전부터 제시되고 있다. 전자는 스스로 기술 개발을 하는 것이고, 후자는 여러 기술을 조합하거나 다른 player 네트워킹을 통해서 새로운 가치를 만들어 내는 것이다. 현대의 경쟁은 후자가 더 강조된다. 개별적 요소의 경쟁에서 군(群) 경쟁으로 변화하고 있다.[122]

가치사슬 개념은 기업 내부뿐 아니라 부가가치를 창출하는 기업 간의 연결도 이를 바탕으로 설명한다. 대표적인 예로서 삼성과 애플사의 스마트폰의 경쟁을 들 수 있다. 이들은 개별 회사의 경쟁이 아니다. 삼성군(群)과 애플군(群)의 경쟁이다. 이들은 수많은 협력사와 함께 경쟁력을 만들어 내고 있다. 이렇듯 과거의 기업대 기업의 경쟁은 이미 지나갔고 네트워크화된 기업 생태

---

119) Porter, Michael E. (1985). *Competitive Advantage: Creating and Sustaining Superior Performance.* New York.: Simon and Schuster. ISBN 9781416595847

120) (Teece et al., 1997).Teece, D.J., Pisano, G, and Shuen, A.(1997), "Dynamic Capabilities and Strategic Management," Strategic Management Journal, 18, 509-533.

121) Winter, 1987Winter, S.G.(1987).KnowledgeandCompetenceasstrategicassest. In Teece, D.J.(eds), The Competitive Challenge: Strategies For Industrial Innovation and Renewal, Cambridge, Ma, Ballinger Publishing Company.

122) 김기찬; 김수욱; 박지윤; 송창석; 임일; 이종욱; 한정화; 박건수; 박성택; 강호영Sep-2006 THE KOREAN SMALL BUSINESS REVIEW, v.28, no.3, pp.381-410

계 간의 경쟁으로 바뀌었다.

의료제도에서도 병원이나 보험사, 제약, 기기 등의 단독으로 가지는 경쟁력보다 이를 효율적으로 연결한 서비스가 좀 더 나은 경쟁력을 갖는다. 의료제도의 효율성 증대를 위해서 How to operate에서 How to connect가 더 중요한 시대이다.

나. 통합의 이점

이러한 통합은 다양한 이점을 가진다.

1) 비용 절감

제품력이 중요하고, 시장이 넓은 경우에는 통합될수록 전체 비용이 낮아진다.[123] 이는 별도로 설명하지 않는다.

2) 가치 기반 경쟁 관리에 유리

의료는 최종적으로 인간에게 제공되는 서비스의 가치로 판단되며 이를 위해서 많은 이해관계자들이 노력하고 협력하고, 때로는 경쟁한다. 다양한 활동을 통해 비용은 낮춰지고, 건강 소비자에게 전달되는 제품의 가치가 증대된다. 이러한 가치를 증가시키기 위한 틀이 필요하다.

---

123) Costa-Font J, Zigante V (2012). Are Health Care "Choice-and-competition" Reforms reallyEfficacy Driven? The London School of Economics and Political Science. WorkingPaper Nº26/2012

통합으로 증대된 경쟁력에 의해서 소비자에 선택된 후 발생한 수익은 기여도에 따라 이익을 나누게 된다. 이 과정에서 질 좋은 진료를 다른 통합된 조직보다 저렴한 가격에 제공할 수 있게 된다. 네덜란드의 의료가 효율적인 된 것은 이해관계자의 연결 행태를 관리하는 How to connect를 통해 가치를 증대시켰기 때문이다.

3) 단순해야 평가용이 - 표준화

표준화는 다양한 의미를 가진다. 선택하는 의료소비자 입장에서는 비교를 편리하게 할 수 있다. 이를 통해 선택권이 강화되는 것이다. 또한 지불이 단순해진다. 단순화가 되어야 경쟁을 관리하기가 용이해진다.

4) 주요국 사례

주요국의 이해관계자 간의 연결을 바탕으로 경쟁력 증대를 시행한 사례는 찾아보기 어렵지 않다. 제도의 시행에서 있어서는 Macro 시각에서는 전략적 방향 설정도 중요하지만 실제적 성과를 위해서는 Micro 시각에서는 이해관계자 간의 친밀도가 중요하다. 즉 보험사, 병원, 의료기기, 제약, 등등의 이해관계자가 서로 친해야 한다. 이를 유기적으로 연결되었다고 표현하기도 한다. 이럴 때 최고의 개선 효과를 기대할 수 있다.

(1) 싱가포르[124] 통합과 군(群)단위 관리경쟁

싱가포르는 1차 의료는 주로 민간이 담당하게 한다. 그러나 2,3차의 경우

124) MOH Holdings(MOHH) https://www.mohh.com.sg/

에는 공공의료가 주로 담당한다.

2000년에는 공공병원 간에도 2개 그룹(National Health Group과 Singhealth, 섬 동쪽과 서쪽으로 양분)으로 나누어 의료전달체계와 지원관리 체계를 묶어 상호 경쟁시키며 내부적으로 최대한의 효율성을 이끌어내게 하였다. 2008년에는 환자들의 의료접근성 향상을 위해 공공의료전달체계를 피라미드 모형으로 전환하여 2개 그룹화 4개 지역(동부/서부/북부/중심부)으로 나누어 공공의료관리를 용이하게 하고 있다.

2018년에는 3개 거점을 중심으로 20여 개가 넘는 공공병원이 그 산하에 수직통합되어 있는 구조이다. 현재 3개의 거점 클러스터를 중심으로 서비스 공급중이다. 3개의 거점 클러스터는 표 5-1를 참고하자. 싱가포르는 구조 자체가 수직적 네트워크로 이뤄져 있다. 이는 의료전달체계를 감안하여 3개의 독립 네트워크를 구성하여 경쟁시키고 있다.

수직적 결합 네트워크는 경쟁을 유발해 효율성을 도모하면서 자원의 중복, 낭비를 줄이고, 서로 다른 서비스 영역의 공공기관들이 협력하여 통합적이고 질적으로 우수한 서비스가 제공될 수 있도록 하기 위함이다.

싱가포르는 운영면에서도 유연한 경영을 보여준다. 싱가포르 정부는 1985년부터 공공병원 재조직화 작업을 통해 13개의 급성 공공병원을 정부가 소유하여 민간기업처럼 운영하도록 하였다. 운영의 자율성을 획득하여 환자의 요구에 좀 더 신속하고 유연하게 대응할 수 있도록 하기 위함이다. 2차, 3차 의료 서비스의 80%를 담당하는 공공의료기관을 권역별로 3개 그룹으로 묶어 CEO와 위원회를 통해 자체적으로 경영토록 하여 상호 경쟁과 효율성 제고를

꾀하였다.[125)]

표 5-1 싱가포르의 주요 병원

Major
National University Health System(NUHS), National Healthcare Group(NHG), SingHealth,
Sub-major
National University Cancer Institute, National University Heart Centre, Jurong Medical Centre, Alexandra Hospital, Tan Tock Seng Hospital, KK Women's and Children's Hospital, National Skin Centre, Khoo Teck Puat Hospital, National Neuroscience Institute, Institute of Mental Health, Changi General Hospital, Singapore General Hospital, National Cancer Centre, National Dental Centre, National Heart Centre, Singapore National Eye Centre

출처: MOH Holdings(MOHH) https://www.mohh.com.sg/

모든 급여는 실적에 따라 지원이 달라지므로 명확한 평가를 위해 정부 또는 민간기구 등이 서비스 및 인력 평가를 실시하였으며 공공병원들은 이러한 평가에서 상위에 랭크되거나 우수한 실적을 낸 부분을 홍보하고 있다. 병원 스스로도 최고의 효율성을 도출하기 위해 끊임없이 직원들의 자기계발과 교육을 지원한다. 의료진을 포함한 병원 직원들은 평가에 근거한 인센티브 시스템을 적용받는다. 대략 의료진의 고정급과 인센티브 비율은 50%(고정급) 대 50%(인센티브)이며 일반 직원은 80%(고정급) 대 20%(인센티브)라고 알려져 있다.

125) 주요국의 건강보장제도 현황과 개혁동향, 7권 싱가포르 이동헌, 현경래, 임현아, 김재윤 2014 국민건강보험공단 건강보험정책연구원 85-86p

병원 네트워크와 지불자(보험사)와의 관계도 살펴보자.

싱가포르의 병원 네트워크의 운영의 주체인 MOH 홀딩스와 보험사(제3 지불자)에 해당하는 중앙 적립 기금(Central Provident Fund)은 각각 보건부와 노동부 산하의 독립 기관이지만 긴밀한 관계로 운영이 된다. 즉 지불자와 의료서비스 제공 기관이 밀착이 뛰어나다. 이를 반증하듯이 CPF(Central Provident Fund) 이사회는 정부, 경영자단체, 노동자 단체가 포함되어 각 주체 간 의견 반영이 가능하도록 조직 되며 회장 포함 15명으로 구성되어 제도와 병원을 지원하다. CPF는 4개의 조직[서비스그룹(services group), 정책 및 사업 계획 그룹 policy and business planning group), 인포컴 기술 서비스 그룹(the infocomm technology services), 기업 개발 그룹(corporate development group)]으로 이뤄져 있다. 싱가포르는 지불자와 의료 서비스 공급자가 Well connected된 How to connect에 성공한 좋은 모델이다.

(2) 미국[126)]

미국도 지불자와 의료 서비스가 connect 되는 통합을 다양하게 시도한다. 미국의 통합의료체계(IDS, Integrated Delivery System)는 재정적, 비재정적, 임상적으로 다양한 보건 의료 제공자가 연계되는, 즉 협력적이며 수직적이고 연속적인 서비스를 제공하는 것이 목표이다. 이는 분절적 구조의 비효율과 악영향을 인지하였기 때문이다. 급성기 병원, 장기 요양 시설, 재활시설, 외래진료 시설 등이 수직적으로 연계되어 있는 의료공급체계로, 기존의 단절된 의료공급체계의 비효율성을 개선하였다. 미국의 Kaiser Permanente,

126) 주요국의 건강보장제도 현황과 개혁동향 12 미국2014 이진이외 3 국민건강보험공단 건강보험정책연구원 을 참조함

Intermountain Healthcare에서 도입하여 운영하고 있다. 이를 통해, 효율성 증대, 진료의 연속선상에서의 조정기능의 강화하고 '원스톱 서비스'의 기회 제공, 중복적인 의료 행위를 줄이고 의료의 질 향상과 비용 감소에 도움이 될 수 있도록 하기 위함이 목적이었다.

공공부분에서는 ACO(Accountable Care Organization) 제도를 들 수 있다. 연방정부가 운영하는 건강보험인 메디케어 환자를 진료할 때 개업 의사, 병원, 기타 의료공급자가 자발적으로 제휴·협력하여 진료함으로써 비용 절감을 유도하고 절약된 비용의 일부를 참여한 의료공급자들에게 인센티브로 제공하는 프로그램이다. 통합의 성공 여부를 떠나 통합의 중요성을 잘 보여주는 사례이다. 그러나 통합 본연의 목적을 잘 살리지는 못했다.

민간에서의 통합은 병원 간, 의사집단 간 수평적 통합을 거쳐 통합된 병원과 통합된 의사집단 간 수직적 통합이 되는 3가지 과정을 거쳤다.[127)]

서비스는 통합이 되었으나 full service가 아닌, 부분적 통합된 제한적 서비스에서 멈췄다. 이에 의료 서비스마다 청구서가 날아오는 것은 미국에서는 흔한 경험이다. 민간부분에서는 통합은 의료 서비스의 질 향상이라는 목적보다는 다른 이유가 더 큰 것으로 보인다. 1983년 DRGs 제도가 등장한 이후 HMO, PPO 등과의 계약에서 협상우위를 점하기 위해 병원업계는 통합을 통해 시장 지배력을 강화하는 목적이 더 컸던 것으로 보인다. 이 부분에서 미국은 뼈아픈 실책을 한다. 의료비를 부담하는 자(기업)와 서비스를 받는 환자(직원)를 일치시키지 않도록 한 복리후생으로서의 의료비의 제도화는 이후에

127) Conrad and Shotell, (1996). Integrated Health Systems : Promise and Performance, Frontiers of Health Services Management 1996; 13(1): 3-40.

여러 문제점을 야기하였다. 기업의 의료비 절감으로 인한 보험사의 손실은 결국은 환자 진료 서비스 부실화로 나타났다. 이는 소비자의 직접 평가가 어렵고 선택권도 없는 것을 악용하여 손실을 소비자에게 전가 한 것이다. 이후 의료는 더욱 복잡해지고 비용은 더욱 상승하는 악순환이 일어났다. 한국에서는 정부와 의료기관 간에 공진화가 일어났다면, 미국은 기업과 민영보험사 사이에 비이성적 공진화가 일어났다.

(3) 영국[128)]

영국도 기존의 NHS의 비효율을 개선하고자 1990년도부터 지속적으로 개혁을 하고 있다. 영국의 노력은 표 5-2에 잘 요약이 되어 있다.

1990년부터 시작된 영국의 노력도 이해관계자의 연결을 통해 경쟁을 강화 시키는 것이다. 영국의 이해관계자의 연결은 싱가포르와는 차이가 있다. 싱가포르는 의료 서비스 공급자(네트워크화된 의료기관)과 제3 지불자와 연결한 경우이다. 그러나 영국은 싱가포르와는 다르게 의료소비자와 제3지불자를 연결한 모델을 시도하였다. 영국은 1990년에는 국민 건강 서비스 및 지역사회보호법(NHS and Community Care Act) 통과로 1991 년부터 1995년까지 지역의 보건 의료체계에서 구매자와 공급자의 분리를 시도하였다.

내부 시장(internal market)의 개념화에 이러한 분리 시도를 통하여 의료 서비스 구매 권한을 GP에게 부여하며 기존의 공급자로부터 분리시켰다. 공급자였던 GP에게 의료소비자를 대신해서 구매를 할 수 있도록 한 것이다. 의료공

128) 주요국의 건강보장제도 현황rhk 개혁동향 8 영국2014 11변진옥외 3 국민건강보험공단 건강보험정책연구원

급자를 소비자의 현명한 구매를 대신해 줄 구매자로 전환하였다. 공급자의 생리를 잘 아는 전문가인 의사 GP(fundholdingGp)에게 맡김으로써 의료소비자의 눈높이에 맞는 서비스 선택과 이를 통하여 비용 관리에 대한 인센티브를 통해 병원 간의 경쟁을 유도하고자 하였다. 그러나 결과는 만족스럽지 않았다.

그럼에도 불구하고 이를 더욱 강화한다. 제도를 좀 더 확대하고 구매 패턴도 개별 구매로 변화시켜서 경쟁을 좀 더 강화시켜간다. 2000년도의 PCT(Primary Care Trust) 이를 보완하여 좀 더 강화시킨 것이 2010년대의 임상 커미셔너(Clinically Commisionor) 제도이다.

임상 커미셔너 제도는 NHS는 높은 질적 서비스 제공을 위해서 자원 사용에 대한 책임과 권한을 2013년 새롭게 조직된 NHS 임상 위탁 그룹(Clinical Commissioning Group-CCG)에 부여하였다.

새로운 조직은 NHS 제도하에 제공되는 일부 치료 서비스에 조언을 제공하는 임상 네트워크(Clinical Networks)를 구성하고 위탁 계획에 관해 임상적 조언을 제공하는 임상 의회(Clinical Senates)를 주도한다. 이러한 제반 활동은 해당 지역주민의 의료수요를 파악해 이에 부합하는 보건 의료서비스를 계획 및 구매하기 위한 역할을 부여하였다. 임상커미셔닝 그룹(CCGs)은 일차 및 이차 의료 서비스를 포함하여 거의 대부분의 NHS 서비스에 대한 구매를 결정하며, 모든 일반의(GP)가 의무적으로 임상 커미셔닝 그룹(CCGs)의 구성원이 되도록 하였다.

표 5-2 영국정부에 의한 의료보장제도의 단계별 변화

구분	보수당정부(1979~1997년)	노동당정부(1997~2010년)	연립정부(2010~2015년)
지출변화	점진적 증가	중대한 증가	제한된 점증적 증가
목적변화	구매자와 제공자 분리 내부시장	구매자와 제공자 분리: 외부시장	구매자와 제공자 분리: 외부시장
	대부분 내부 경쟁	내부 및 외부 경쟁	내부 및 외부 경쟁
	대부분 공적 제공	민간제공 성장	민간제공 성장
		협약	희망하는 제공자 모든 유자격 제공자
	대부분 집단 구매	개별 구매로 이동	개별 구매로 이동
	가격경쟁	고정가격 경쟁	수정된 가격 경쟁으로 이동
		경쟁 규칙	경쟁 규칙
	자율운영 트러스트	재단 트러스트	재단 트러스트
	일반의 자금	PCT/PCG/Practice Based 커미셔닝:Total Purchasing	임상위탁그룹
		재단 트러스트에 민간 부문 수입상한제 도입	재단 트러스트에 민간 부문 수입상한제시행(49%)
규제변화	NHS 관리 위원회	건강증진위원회, 월위탁, 질환관위원회, 모니터트러스트 개발국	건강증진위원회, 월위탁, 질환관위원회, 모니터트러스트 개발국
원칙변화	원칙변화 없다.	원칙변화 없다.	원칙변화 없다.
	민영화에 대한 비판	민영화에 대한 비판	민영화에 대한 비판
	NHS 제도 폐지 주장	NHS 제도 폐지 주장	NHS 제도 폐지 주장

출처: 주요국 사회보장제도 6영국의 사회보장제도. 2018년 12월. 최복천 외 13. 한국보건사회연구원 391p. 표 재인용.

임상커미셔닝 그룹(CCGs)의 이사회는 일반의(GP), 간호사, 2차 의료 대리인과 NHS 전문직이 아닌 '전문 지식이 없는' 구성원 최소 두 명 이상으로 구성하며 의료소비자에 눈높이에 맞도록 구성하였다. 의료 제공자를 규제하는 기관으로는 진료 질 관리 위원회(CQC), HealthWatch, 모니터(Monitor) 등을 두어 지원하였다.

아직 이러한 제도가 만족스러운 결과를 가져왔는지는 아직은 모른다. 다만 싱가포르와 비교해 볼 때, 네트워크 구성 시 의료 서비스 공급자는 의료소비자보다는 지불자와 네트워크를 형성하는 방법이 성과가 나아 보인다.

(4) 네덜란드[129)]

네덜란드는 의료공급자와 지불자를 connect 한 형태라는 점에서는 싱가포르와 유사하다. 싱가포르는 의료전달체계를 기준으로 공공과 민간을 분리시켰고 네덜란드는 제한된 영역의 혼합진료가 가능한 공공의료시스템을 다수를 만들어 혼합된 상황에서 이들을 관리 경쟁하게 하였다. 이를 위해 네덜란드는 2006년 보험개혁을 통하여 세 부문(공보험, 공무원 건강보험, 민간 건강보험)으로 분류되어 있던 건강보험제도를 단일화하여 하나의 사회 민간보험(social-privateinsurance)운영 체계로 통합·운영하고 다수의 민간보험사가 보험자 역할을 담당하게 하였다. 민영보험사는 가입자를 선별하거나 가입 거부를 할 수 없다. 반면에 가입자는 매년 보험자를 선택, 변경할 수 있다. 정부는 법률에 따라 표준 급여 범위, 의료 서비스 질을 관리 및 감독할 수 있는 권한을 가지며 민간보험사가 보험자 역할을 수행한다. 세 가지 법률(1. ZFW (Social Health Insurance Act), 2. WTZ(Act on Access to Health Care Insurance), 3. WBZ(Exceptional Medical Expenses Act))에 책임이 규정되어 있으며, 의료의 질과 관련해서는 의료의 수용력(capacity) 및 가격은 병원 시설법(Hospital Facilities Act) 및 수가 법(Tariff Act)에 명시되어 있다. 네덜란드 건강보험제도는 민간보험에 의한 운영이지만 민간보험에서 흔히 발생하기 쉬운 사회적 연대성의 훼손, 의료접근성 문제, 역선택 문제를 해결하기 위해 철저히 관리된 경쟁체계로 운영되고 있다.

129) 주요국의 건강보장제도 현황과 개혁동향 6 네덜란드 2014 11이현복외 3 국민건강보험공단 건강보험정책연구원 참조

3 경쟁론

가. 경쟁의 개념

경쟁의 개념은 매우 심오하다. 특히 공정경쟁의 개념까지 깊어져 평등의 개념까지 확대되면 이는 아직도 결론 내지 못한 인류의 도덕적 문제까지 이야기를 하게 된다. 잠시 살펴보면 경쟁을 필요시 하는 요제프 A 슘페터(자본주의, 사회주의, 민주주의)[130]의 글도 있지만 경쟁을 남의 것을 빼앗는 과정으로 표현하는 리스본 그룹도 있다.[131] 경쟁이 룰이 없을 때 경쟁이 합리적이지 않은 경우를 보여주는 하딘의 공유지의 비극의 예도 있다.[132] 오토 슐레 히트의 사회적 시장경쟁에서는 독점의 폐해에 대해 주장한다.[133] 존 롤스의 사회적 정의 차원에서 소수의 희생은 부당함을 이야기한다.[134] 이와는 다르게 사회적 정의를 못마땅하게 여긴 법치주의자 하이에크(1899-1992)도 있다. 이렇듯 심오한 개념이 있지만 본서에서는 주제에서 벗어나지 않기 위해서 관리 경쟁을 위한 실질적인 내용만 기술한다.

---

130) J.A. Schumpeter (1942) 《자본주의, 사회주의, 민주주의》

131) Lisbon Group (2013), 경쟁의 한계'(바다출판사)-20년 내에 선택 가능한 6가지 시나리오를 제시 1. 인종분쟁처럼 각 경제주체가 처절한 생존투쟁을 벌이는 '아파르트헤이트' 2 경제주체가 비교 우위를 바탕으로 생존을 도모하는 '생존' 3. 미국,우럽,일본 등 동아시아가 패권을 차지하는 '팍스트리아디카' 4. 지역단위 시장통합과 범지구적 기구로 의견을 조율하는 '지역화된지구촌' 5 세계를 단일시장으로 통합하는 '가티스트' 6. 협력과 공존을 꾀하는 '지속 가능한 범지구적' 시나리오.

132) 공유지의 비극(公有地의 悲劇, 영어: The Tragedy of the Commons)이란 미국 UCSB 생물학과 교수인 개럿하딘에 의해 만들어진 개념으로 1968년 12월 13일자 사이언스지에 실렸던 논문의 제목이기도 하다. 경제학을 포함한 많은 분야의 논문과 저서에서 즐겨 인용할 만큼 중요한 개념으로 자리 잡았다.-앞의 각주 00번과 동일한 내용

133) 안두순 외 역 (1993) 사회적시장경제 비봉출판사

134) 존롤스(John Rawls) 〈정의론〉(A Theory of Justice 1971).

사회는 거시적인 수요공급을 위해서 정책과 법규를 설계한다. 그리고 이렇게 설계된 환경에서 개체는 생존을 위한 노력을 하게 되는데 이를 사회 발전과 연결하기 위해서 주로 사용하는 방법이 경쟁이다. 개인의 생존을 위한 이기심이 사회 발전으로 연결되도록 하려면 경쟁의 설계가 매우 정교해야 한다. 경쟁의 관리는 구조설계에서부터 시작한다. 그리고 이러한 구조를 사회 발전에 맞게 업그레이드하는 것이 사회 발전의 기본이다.

1) 의료에서의 경쟁의 필요성

(1) 측정의 어려움

의료는 측정이 어렵다는 것이 경쟁이 필요한 이유다. 두 가지가 어렵다. 하나는 의료의 낭비와 부패는 측정이 어렵다. 다른 하나는 의료 서비스는 효과 측정이 어렵다.[135] 효율성을 측정하려면 수년간 추적의 결과가 반영이 되어야 한다. 그러나 이러한 두 가지를 완전하게 측정하는 것은 불가능하다. 판단에 도움이 되는 정도에서 측정만 된다. 그러다 보니 어쩔 수 없이 의료는 불완전 계약이라고 이야기하는 사람도 있다. 정보의 비대칭 때문이다. 이러한 정보의 비대칭의 근본은 의학의 불완전성에 기인한다.[136]

정보 비대칭의 다른 원인은 주요 이해관계자인 3자의 강점이 다르기 때문이다. 의사는 진료에 대한 지식, 또는 정해진 가격 내에서의 최선을 방법을 찾

135) Report of the EXPERT PANEL ON EFFECTIVE WAYS OF INVESTING IN HEALTH (EXPH) on Competition among health care providers Investigating policy options in the European Union (2015) 39-40p https://ec.europa.eu/health/exph/overview_en(이하 Competition among health care providers 2015)로함

136) Competition among health care providers Investigating policy options in the European Union (2015)18-19p

을 수 있는 지식이 있다. 반면 개인은 보험사 보다 좀 더 자신에게 디테일하게 필요한 것을 알 수 있다.[137] 제3지불자(보험사 포함)는 전체를 비용의 관점에서 보고 개선하기 용이한 위치에 있다. 불완전 계약의 원인은 다양하다. 측정이 어려운 곳에 경쟁을 도입하는 것은 흔한 일이다. 그러나 최근의 문헌을 보더라도 경쟁은 아직은 의료에서는 호의적이지 않은 것이 최근까지의 상황이다.

(2) 경쟁과 결과의 주체

의료에서의 경쟁이 의도하는 결과와 경쟁의 주체는 무엇이 되어야 하는가. 경쟁의 결과는 1등을 뽑고자 하는 경쟁도 있지만, 수준 이하의 선수를 탈락하는 경쟁도 있다. 의료에서의 기능은 주로 후자이다. 의료는 사회 중요 자원이기 때문에 1등을 뽑는 경쟁보다는 중요 자원의 일정수준이상의 유지를 목표로 하는 후자가 유리하다. 이러한 의료제도의 활성화를 위한 인류의 노력은 주로 세 단계로 설명된다.

의료제도 초기는 의료공급자 시대이다. 그러나 결과적으로 의료공급자의 우위 속에서 의료의 목표 달성은 실패했다. 시장에 맡겨둔 시대에는 역선택의 문제, 환자의 상품화, 과잉진료, 비대칭정보 문제의 확대가 더욱 커졌다. 이러한 부작용을 완화하고자 정부 관리하의 시대로 전환된다.

제3자(주로 정부)의 관리의료시대는 다양한 논리와 이념 속에 현재의 대부분의 제도를 이뤄냈다. 그러나 정부관리의료시대는 완벽하지 않았다. 정치적 의사 결정자는 합리적 행위자[138]로 여기고 선출되지만 정치적 결정을 내릴

137) Competition among health care providers Investigating policy options in the European Union (2015) 18-19p

138) Buchanan, (1986). The Constitution of Economic Policy, Nobel Prize lecture.

때 대리인 문제가 발생되어 불합리한 정책도 실행되는 것을 흔하게 목격한다. 시장의 불완전성과 이러한 대리인의 정치적 문제가 누적되면 의료제도는 새로운 주체로 주요 권한인 의료소비자로 이동하게 된다.[139)]

이러한 소비자는 과거와는 달리 힘이 더욱 세졌다. 공급이 많은 시대에는 수요자가 우위에 있다. 또한 정치제도에서도 투표권이 있으며, 현재의 대의민주주의는 직접 민주주의로의 방법으로 진화하고 있는 흐름이다. 결국 의료소비자는 의료제도를 개선할 동력을 가졌다. 결국 의료의 경쟁은 경쟁자체보다는 의료소비자 선택권을 활성화시키기 위해서이다. 경쟁과 선택의 관계는 서로 동전 반대편 개념으로서 받아들이는 것이 좀 더 자연스럽다.

(3) 경쟁에 관한 상반된 견해

경쟁은 논란이 적지 않은 주제이다.[140)] 그러나 이미 여러 분야에서 주요 정책수단으로 도입되어 있다. 우선 부정적 내용을 살펴보자.

경쟁의 남용을 경고하는 유럽의 보고서도 있으며[141)]/의료영역 경쟁 효율성 증대의 논거가 부족함을 이야기하는 학자.[142)]/민간 제공자와 공공 제공자의 효율성에 대한 확고한 결론은 아직도 불투명함을 주장[143)]/ 급성심근경색이

Republished in 1987 in American Economic Review, 77(3), 243-50.

139) The Political Economy of Health and Healthcare 21-22-다시 잘 쓸 것

140) https://www.oecd.org/competition/globalforum/
http://www.oecd.org/regreform/sectors/workinprogress.htm

141) https://ec.europa.eu/competition/consumers/abuse_en.html

142) Goddard M. Competition in healthcare: good, bad or ugly? Int J Health Policy Manag. 2015;4(9):567-569

143) Hollingsworth B. The measurement of efficiency and productivity of health care delivery. Health Econ. 2008;17(10):1107-1128.

나 대퇴부 골절에서의 치료 성과측정을 통해서 경쟁이 많으면 오히려 부정적인 결과를 낼수 있음을 주장, 그리고 뇌졸중과 같은 경우는 경쟁과 별 관계없음을 보여줌을 주장하면서 경쟁이 품질에 상관관계가 있을 수도 있고 동시에 없을 수도 있음을 주장하는 시각[144)]/영국의 1990-2000년대 경쟁도입 결과 보고에서 환자 선택의 증가와 경쟁의 증대로 나타나고 있으나 재무적 성과나 대기시간감소 등에서는 나아진 것이 없음을 주장하며 경쟁이 의료자원의 사회적 불평등 감소를 해결하는 근거가 없음을 주장하는 학자도 있다.[145)]/경쟁은 무익하다고 강조하는 문헌도 있다.[146)]/효율성 목표와 관련하여 일부 연구에서 행정 비용이 증가함을 주장하는 문헌도 있다.[147)]

경쟁은 오히려 문제를 야기한다고 주장하는 학자도 있으며 일반적으로 품질 저하, 의료적 필요보다는 지불 능력에 기반한 의료 서비스 접근성, 그 결과 의료 서비스 분배의 불평등과 같은 바람직하지 않은 결과로 이어질 것을 우려하기도 한다.[148)]/가격이 규제가 되지 않으면 품질과 가격은 관계가 없는 것으로 밝히며 경쟁에서 가격규제의 중요성을 밝힌 문헌도 있다.[149)]/소비자는 의

144) Gravelle H, Santos R, Siciliani L. Does a hospital's quality depend on the quality of other hospitals? A spatial econometrics approach. Regional Science and Urban Economics 2014; 49, p. 203-216.

145) Cookson R, Laudicella M, Li Donni P. Does hospital competition harm equity? Evidencefrom the English National Health Service. Journal of Health Economics2013;32(2):410-422.

146) Propper C, Burgess S, Green K. Does competition between hospitals improve the qualityof care? Hospital death rates and the NHS internal market. J Public Econ 2004;88:1247-72.

147) Mukamel DB, Sector WD, Bajorska A. Nursing home spending patterns in the 1990s: therole of nursing home competition and excess demand. Health Serv Res 2005;40(4): 1040-55.

148) European commission(2015) Competition among health care providers Investigating policy options in the European Union 8p, 77 p

149) European Commision (2015) Competition among health care providers Investigating policy options in the European Union 43-44 p

료의 품질에는 반응하지만 품질만이 선택의 이유가 아니라는 주장을 통해 경쟁의 제도화의 어려움을 기술한 문헌도 있고[150]/미국의 예를 들며 무분별한 경쟁은 오히려 나쁘다고 주장한 문헌도 있다.[151]/대부분의 시장실패는 정보와 관리의 실패이므로 경쟁의 어려움을 이야기한 글도 있다.[152] 이렇듯 경쟁의 부작용을 우려하는 시각과 달리 긍정적인 문헌도 있다.

의료에서의 경쟁은 가장 좋은 도구가 아니지만 도구로서 가치는 뛰어나다.[153]/의료에서의 경쟁은 도움이 된다.[154]/경쟁제도는 영국 지역의 심장질환의 사망률을 저하시켰다. 의료의 질이 올라간다.[155]

경쟁은 병원에서도 영향을 미친다.[156]/경쟁은 소비자 품질도 향상시킬 수 있다.[157]/경쟁이 품질을 향상시켰다. 경쟁이 더 큰 지역은 심근경색으로 인한 사망자가 적어 품질을 향상시켰다는 주장.[158]/경쟁은 꼭 필요하다. 효율성을

150) Brekke, Kurt, Rosella Levaggi, Luigi Siciliani, Odd Rune Straume, 2014, Patient Mobility, Health Care Quality and Welfare, Journal of Economic Behavior & Organization,Volume 105, Pages 140-157

151) Gaynor M, Town RJ. Competition in Health Care Markets. In: Pauly MV, Mcguire TG, Barro PP, eds. Handbook of Health Economics. Vol 2. Elsevier; 2011:499-637

152) Broomberg J. Managing the health care market in developing countries: prospects and problems. Health Policy Plan. 1994;9(3):237-251

153) European Commision (2015) Competition among health care providers Investigating policy options in the European Union 13 p

154) Cooper, Z., S. Gibbons, S. Jones and A. McGuire, 2010, Does hospital competition save lives? Evidence from the English NHS patient reforms, mimeo, LSE.

155) Gaynor, M. and R. Town, 2012, "Provider Competition," in Handbook of Health Economics, Vol II, Barros, P., McGuire, T. and Pauly, M., eds., Amsterdam: Elsevier.Handbook of Health Economics.

156) Bloom N, Propper C, Seiler S, Van Reenen J. the impact of competition on management quality: evidence from public hospitals. Rev Econ Stud. 2015;82(2):457-489

157) Le Grand J. The Other Invisible Hand: Delivering Public Services through Choice and Competition. Princeton, NJ: Princeton University Press; 2007.

158) Gaynor M, Moreno-Serra R, Propper C. Death by Market Power: Reform, Competition and

올리고, 좀 더 많은 생명을 구할 수 있다고 한다.[159)]/경쟁은 제약산업에서도 잘활용된다.[160)]/등등이 경쟁의 필요성을 주장한 글이다.

문헌을 보시면 느낄 수 있지만 의료에서의 경쟁도입은 환영받는 개념은 아니다. 그러나 옳고 그름을 논하는 것은 의미가 없다. 이미 도입을 넘어 확대 대고 있다. 이는 소비자의 부상과 밀접하다. OECD 도 이러한 경쟁 및 규제에 관련하여 매년 주요 보고서를 내고 있다.[161)] 예를 들면 독점 규제 방지법이 대표적인 예이다. OECD 트렌드 보고서를 보면 규제 기관과 규제 법은 더욱 늘어가고 있다.[162)] 경쟁은 민간의 전유물은 아니다. 공공도 예외는 없다.[163)] 경쟁은 대부분의 사회제도에서 이미 이미 활발히 이용되고 있다.

2) 주요국 관리 경쟁 상황

주요 국가는 의료에서의 경쟁 개념을 도입함으로써 의료의 약점을 보완하고 의료소비자 시대를 준비하고 있다. 경쟁이 논란 속에 있는 듯 보이지만 사실은 유럽은 이미 체계적인 경쟁제도를 의료에서도 오래전부터 도입하고 있다.

Patient Outcomes in the National Health Service. NBER Working Paper No. 16164. Cambridge, MA: National Bureau of Economic Research; 2010.

159) Gaynor M, Moreno-Serra R, Propper C. Death by market power: reform, competition, and patient outcomes in the National Health Service. Am Econ J Econ Policy. 2013;5(4):134-166.

160) Boonen, L.H.M.M., S.A. van der Geest, F.T. Schut, M. Varkevisser (2010), Pharmaceuticalpolicy in the Netherlands: from price regulation towards managed competition, in A. Dor (ed.), Pharmaceutical markets and insurance worldwide, Advances in HealthEconomics and Health Services Research 22, Emerald, Bingley (UK): 53-76

161) http://www.oecd.org/competition/

162) http://www.oecd.org/competition/oecd-competition-trends.htm

163) Baggott R. Evaluating health care reform: the case of the NHS internal market. Public Adm. 1997;75(2):283-306

(1) 네덜란드[164)]

네덜란드는 1972년 Fleming이 사회보험제도를 민간분야에 맡기되, 구조화된 경쟁(structured competition)을 통해 운영의 필요성을 역설한 후 1977년 Alain Enthoven(스탠퍼드대학교 경제학과 교수)의 관리된 경쟁 계획(managed competition plan)에 의해 이론이 정교화되고 1987년 Dekker 개혁안을 통해 의료제도에 적용하였다.[165)]

1964년 질병금고법(the Sickness Fund Act)에 의해 금고의 통합하여 1980년대에는 60여 개의 질병보험 기금이 운용되었다. 이 시기에는 전통적인 비스마르크 형태의 운영은 유연성이 떨어졌다.

1990년대에는 공급을 제한하고 가격을 통제했다. 이에 의료기관의 늘어나는 대기 환자는 사회적 문제로 떠오르기 시작했다. 이와 동시에 당시 엄격하게 규제된 네덜란드 의료시스템은 대중의 불만을 불러일으켰다.[166)] 이러한 배경 속에 네덜란드는 시장메커니즘의 역할을 강화하기 위해 2000 년대 중반부터 시행된 광범위한 개혁과 함께 관리 경쟁 및 민간보험 시스템을 도입했다. 2006년 1월 1일 이전의 세 영역으로 혼재되어 있는 상태를 일원화하였다. 2006 년에는 국민 건강 보험을 의무화하는 건강 보험법이 도입되면서 민간보험사 간 경쟁을 강화시켰다.[167)]

---

164) 주요국의 건강보장제도 현황과 개혁동향 6 네덜란드 2014 11이현복외 3 국민건강보험공단 건강보험정책연구원 참조

165) Enthoven and Wynand.(2007), Going Dutch — Managed-Competition Health Insurance in the NetherlandsDecember 13, 2007 N Engl J Med 2007; 357:2421-2423 DOI: 10.1056/NEJMp078199

166) Schut, F.T. and W.P.M.M. van de Ven (2005), Rationing and competition in the Dutchhealth-care system, Health Economics, 14(S1): S59-S74)

2006년 개혁의 주요 목적은 의료보험사와 의료기관을 그룹으로 묶어 그룹 간의 경쟁을 촉진함으로써 효율성을 제고하는 것이었다. 개혁 이전에 정부는 공급 관리를 통해 보건 의료제도를 통제하였으나 개혁 이후에는 자유시장 경쟁의 기회를 확대했다.[168] 현재는 가입대상자가 다수의 민간의료보험회사에 의무적으로 가입하는 형태로 의료보험의 보편적 접근을 보장하는 체계를 갖추었다.

그림 5-2 네덜란드의 의료제도 개혁

2006년 이전		
요양보험		
공보험	공무원 건강보험	민간 건강보험
보충형 민간보험(선택)		

→

2006년 이후
요양보험
사회민간보험 (2013년 기준 1,647만명, 전국민의 약 98%)
보충형 민간보험(선택)

출처: 국민건강보험공단 네덜란드 신건강보험제도 2008, 국민건강보험공단 네덜란드 국외출장 보고서 2011.

네덜란드는 경쟁의 관리를 공정 경쟁국에서 담당한다. 네덜란드 공정 경쟁국(Dutch Competition Authority-NMa)은 일반 경제의 모든 부문에서 공정경쟁을 유도하기 위한 기관으로서 보건 의료 측면에서는 보험자와 공급자를 감독한다. 특히 카르텔, 담합, 지배적 시장지위 남용 등을 방지하는 역할을 한다.[169]

167) ZFW(Social Health Insurance Act), WTZ(Act on Access to Health Care Insurance), WBZ(Exceptional Medical Expenses Act) 세 가지 법률에 책임이 규정되어 있으며, 의료의 질과 관련해서는 의료의 수용력(capacity) 및 가격은 병원시설법(Hospital Facilities Act) 및 수가법(Tariff Act)에 명시됨

168) 강신욱외 12인 주요국 사회보장제도 네덜란드의 사회보장제도 2018 12 한국보건사회연구원 281p

169) 강신욱외 12인 주요국 사회보장제도 네덜란드의 사회보장제도 2018 12 한국보건사회연구원 264 p

이후 네덜란드의 GDP 대비 의료비 비중은 7.1%(2000년)에서 10. 8%(2015년)로 증가했으며 OECD의 평균보다 높은 상태로 유지되었다. 그러나 2012년 이후로는 증가세가 0에 가까워지고 증가 속도는 OECD 평균보다도 낮아졌다. 이는 점진적 개혁의 효과가 나타난다는 것을 보여 준다.(그림 5-3)

그림 5-3 2000년 이후 GDP 대비 의료비 비중의 변화

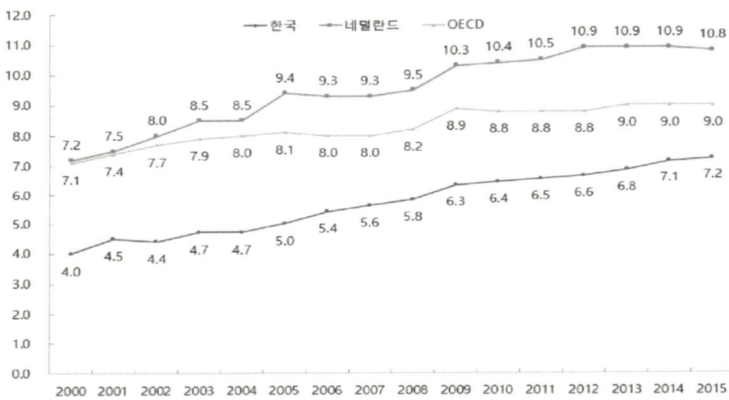

출처 : OECD Health Statistics 2016.

(2) 영국

영국도 경쟁을 도입하기 위해서 다양하게 노력을 하고 있다. 2012년 개혁법은 Monitor[170]의 역할을 확장하여 공공 및 민간 제공자들에 대한 경제적 촉진자로서 역할을 하게 하였다. 모니터는 의료기관 간 공정한 경쟁 촉진과 환자의 접근성 보장, 인수·합병 자율성 부여, 민간환자 진료 허용 등 인센티브 관리, NHS 조합 규칙과 경쟁 규칙(antitrust code 형태)의 위반을 조사하는 역

170) 영국의 의료의 질관리 감독기구

할을 한다.

2013년 NHS 6대 주요 개혁 내용을 살펴보면 대부분 경쟁촉진을 위한 제도이다.[171] 임상의(Clinician) 중심으로 커미셔닝(Commissioning) 재편을 통해서 합리적 구매자를 통한 경쟁을 유도하려 하였고 공급자 규제 및 경쟁촉진을 위한 일련의 제도를 수립한다. 의료 및 장기요양간 연결을 유도하고 있으며 소비자보호 및 정보제공을 강화하였다.

한편 2010년의 재정위기와 건강결과 향상을 위한 NHS 제도개혁 2012년의 〈보건 및 사회복지법〉(Health and Social Care Act)에 따라 NHS 설립 이

---

171) 주요국의 건강보장제도현황과 개혁동향 8권 영국 2014변진옥외3인 국민건강보험공단 건강보험정책연구원 99p

2013년 NHS 6대 주요 개혁 내용

① 임상의(Clinician) 중심으로 커미셔닝(Commissioning) 재편
- 보건부장관의 NHS 일상적 감독권을 신설되는 NHS England에 위임, 10개 전략보건청(SHAs) 및 153개 일차의료위원회(PCTs) 폐지, 211개 임상 커미셔닝 그룹(CCGs)을 신설하여 연간 NHS 지출의 약 60%인 600억 파운드 예산집행 위임 등

② 공급자 규제 및 경쟁 촉진
- NHS, 자선기관, 민간기관 등 의료서비스 기관에 대한 환자의 선택권 보장
- NHS 파운데이션 트러스트에 대한 규제 담당기관인 Monitor에 대한 의료수가와 면허 권한을 신규로 부여(의료기관 간 공정한 경쟁 촉진과 환자의 접근성 보장, 인수·합병 자율성 부여, 병원 수입의 3%에서 49%까지 민간환자 진료 허용 등 인센티브를 제공하여 소규모 NHS 병원과 트러스트를 NHS 파운데이션 트러스트로 전환 유도

③ 공공보건 재정립(보건부에 Public Health England 신설)
- 지자체에 Director of Public Health 신설, 공공보건예산을 타 용도로 전용하지 못하도록 용도 지정, 종전 PCTs의 공공보건 담당직원 3,500명을 152개 지자체로 전출

④ 의료 및 장기요양 간 협력 강화
- 모든 지자체에 지자체, 임상 커미셔닝 그룹(CCGs), directors of public health, directors of adult and children services, local HealthWatch 등 대표가 참여하는 보건복지위원회(HWBs)를 신설하여 NHS · 장기요양 및 공공보건 간 협력체계 구축)

⑤ 소비자 보호 및 정보제공 강화
- 진료 질 관리위원회(CQC) 내에 독립된 기구로 HealthWatch England를 신설하여 소 비자 권익 보호
- 보건사회복지 정보센터(Health and Social Care Information Centre, HSCIC)를 신설하여 의료 및 장기요양에 관한 국가통계 수집, 분석 및 공표, IT 서비스 제공

⑥ 교육훈련 강화
- Health Education England 신설, Local Education and Training Board 신설

래 가장 혁신적 변화라 일컬어질 정도의 대대적인 구조개혁이 진행 중이다.

(3) 스웨덴[172)]

스웨덴의 준시장 정책

스웨덴은 사회복지 부분에서 '자유시장경제체제를 도입(marketize)' 하기 위해 지난 20년간 많은 변화를 시도해 왔다. 가장 대대적인 변화는 의료와 교육 부분에서 일어났다. 특히 의료 서비스는 1990년대 이후 지속적이고 광범위한 조직적 구조조정이 있었다. 1990년대 이전에는 광역지방자치단체 차원에서 의료 서비스를 제공하고 있었으며 대부분의 의료 서비스는 환자의 거주지에서 제일 가까운 1차 공공의료센터에서 이뤄진다. 이러한 중앙집권적 성격의 의료 서비스를 차츰 분화시키기 시작했다.

우선 의료 서비스에 대한 규제책임을 광역지방자치단체로의 분권화함으로써 준-시장 체제(Quasi-Market)로 제도를 시범적으로 시작하였다. 이를 통하여 공급자에서 구매자를 분리시키고 민간 의료기관의 설립을 유도하면서 기존의 공공의료기관과의 경쟁을 유도할 수 있는 발판을 마련하였다. 이후 환자의 권리와 민간 의료기관인가는 2009년 선택의 자유법이 통과하며 더 넓어졌다. 현재 외래환자 기준으로 약 1/3이 민간 의료기관을 이용하고 있을 정도로 늘어나고 있다.

172) 이현주외6 주요국 사회보장제도 5스웨덴의 사회보장제도 2018년 한국보건사회연구원287-307p

나. 의료경쟁의 성격

경쟁의 종류 두 가지 - 구조적 vs 의도적

알피콘(Alfie Kohn, 1957년) 그의 저서[173]에서 경쟁을 구조적 경쟁과 의도적 경쟁으로 나눈다. 의도적 경쟁은 나아지고 싶은 욕망이다. 즉 좀 더 잘하고 싶은 태도를 갖게 하는 경쟁이다. 따라서 원하지 않으면 경쟁하지 않을 수 있다. 경쟁에서 지거나 경쟁에 참여하지 않음으로써 감수해야 할 피해가 상대적으로 작다. 의도적 경쟁은 점진적 발전이 중요하다. 따라서 독려가 주된 목표이다. 반면에 구조적 경쟁은 경쟁에 참여할 수밖에 없는 구조 속에서 어쩔 수 없이 경쟁을 해야 하는 것이다. 경쟁에 참여하지 않는 경우 감수해야 할 피해가 크며 경쟁에서 패배 시 시장에서 퇴출되어 경쟁 자체를 할 수 없게 될 수도 있다. 이런 구조적 경쟁은 필수적으로 상대방의 실패를 동반한다.

구조적 경쟁은 독려보다는 퇴출과 탈락이 주된 방법이다. 구조적 경쟁은 의도적 경쟁보다 강제적이고 성과 또는 손실이 크다. 구조적 경쟁에서의 경쟁 유형은 크게 보면 두 가지이다. 하나의 개체가 선택되는 승자독식의 경쟁과 다른 방법으로는 수준 이하의 개체를 탈락시키는-생물학에서의 자연선택에 비유할 수 있다-경쟁이 존재한다. 의료에서의 예를 살펴보자.

의도적 경쟁의 예

대부분에서는 의료에서 주요 사용되는 경쟁 개념은 의도적 경쟁이다. 의료에서의 의도적 경쟁은 주로 의료의 보수지불 방식에서 나타난다. 의료에서의

173) Alfie Kohn (born October 15, 1957) No Contest: The Case Against Competition (Houghton Mifflin, 1986/1992)

효율성을 유지하기 위해서는 인력 관리가 가장 중요하다. 이를 독려하기 위해서 기본적인 인센티브 방식이 도입이 된다. 봉급, 활동 기반 지불 방식 등등과 이를 MIX 하여 제도화하기도 한다. 실적 대비 인센티브로 접근하는 행위별 수가제, 또는 다른 개념인 DRG 등도 이에 해당한다. 또한 의도적 경쟁 개념에서는 경쟁 중에 의료기관의 적자가 발생해도 이를 다양한 방법을 통해서 도와주는 경우도 있다. 이는 의료를 자원으로 인식하기에 탈락시키면 손해라는 생각 때문이다. 물론 나라마다 약간의 페널티를 적용하는 경우도 있다. 그러나 말 그대로 약간의 수준을 넘지 않는다. 의도적 경쟁의 주목적은 독려이다.

그러나 의사의 의도적 경쟁은 전반적으로 평가해 보면 효과를 내기 쉽지 않다. 의사는 지식과 노동이 결합된 전문직이다. 즉 노동직의 성격도 강하다. 이러한 상황은 일정 임계치 이상의 인센티브가 없으면 노동량을 줄이려 한다. 이러한 측면이 유럽에서는 강하게 나타난다. 반면에 한국은 앞에서 기술한 공진화를 통해서 수입이 임계치 이상 상승이 가능했기에 이를 통한 동기부여를 통해 노동생산성이 증가한 것이다.

구조적 경쟁의 예

미국의 경우 80년대 초에 9,000여 개에 달하던 병원 수가 이제는 6,700여 개로 감소하였는데, 앞으로 10년 이 지나면 2,000개 내외가 더 감소해야 할 것으로 학자들이나 전문가들은 추정하고 있다. 그 원인은 다음과 같은 것으로 알려져 있다. 이는 수가 변화, 의료기술 발달, 간호 방법의 발전 등이 그 이유이다.[174] 축소된 시장에서 생사를 건 구조적 경쟁 중이다. 민간 의료의 경우 적

174) http://valuehealthcareservices.com/education/11-hospitals-that-filed-for-bankruptcy-in-

자가 나면 폐업으로 이어진다. 즉 사라지는 것이다.

독일은 병원 구조조정법(Hospital Restructuring Act, 1984), 보건 의료 구조법(Health Care Structure Act, 1993)을 한시적으로 도입하여 기존 병원 운영비용부문의 '전액 보상 원칙(full cost cover principle)'은 폐기한 적이 있다. 이는 탈락을 통해서 구조적 경쟁의 성격을 강화한 제도이다.

공공의료부분에서는 아직은 구조적 경쟁은 도입이 많지 않다. 그러나 앞으로 공급자의 수가 많아지고, 비용의 압력 속에 빈번해질 전망이다.

다. 의료생태계의 관점

이러한 경쟁 방법과 이해관계자가 복잡한 구조를 설명하기 위해서 학자들이 도입한 개념 중에 생태계가 있다. 의료에서의 관리 경쟁을 설명하는데 적절한 개념이다. 의료나 생태계나 복잡하다는데 그 공통점이 있다.

지구상에는 약 1억이 넘는 종이 있고, 이들이 일정 질서속에 발전한다. 이러한 서로 상생하면 발전하는 질서와 규칙을 연구해오는 학자들이 있다. 이를 지속가능사회에 적용시키려 하는 노력속에 안정속에 발전하는 사회를 생태계에 비유하며 설명한다. 1970년대 이후에 오일쇼크 이후에 외부환경과 내부자원의 균형을 맞추는 상생의 개념이 발전하기 시작하였다. 이에 복잡하지만 발전하는 조직으로서 생태계가 주목받게 되고, 그 후 기업단위에서 산업 단위로 점차 개념이 넓혀졌다.

2013/

베이트슨[175]은 공진화를 '상호의존적인 종들이 끊임없이 상호작용의 순환 속에서 진화하는 과정'이라고 설명한다. A라는 종에서 일어나는 변화는 B라는 종의 변화를 위한 무대가 되고 여기에서 자연도태가 일어나며, 그 반대도 일어난다. 앞서 기술한 순록과 늑대의 관계를 보면 대립적이지만 서로 공진화한다. 서로 필요한 존재이다.

기업 생태계(business ecosystem)라는 말은 혁신적인 아이디어들을 통합하면서 강력한 공진화를 이뤄나가는 미시경제의 테두리라고 베이트슨은 정의하고 있다. 이렇듯 생태계는 복잡한 이해관계자의 상생 발전을 설명하기 위해서 사용된다.

1) 열린 생태계 및 닫힌 생태계

결국 의료제도 운용에서 살찌는 몸을 타이트한 재킷으로 억지로 억제하는 일방적인 의료비 억제 시각에서 탈피하여, 억제보다는 평형을 맞춰가는 생태계 관점으로 시각을 전환하는 것이 지속 가능 의료제도를 위해 필요하다.

생태계가 지속적으로 발전하려면 필수불가결한 요건은 태양에너지이다. 생태계 에너지의 근원은 태양 에너지이며, 생산자의 광합성에 의해 태양의 빛 에너지가 화학 에너지 형태로 유기물 속에 저장된 후 먹이 사슬을 따라 이동한다. 각 단계에서 전달받은 에너지의 일부는 호흡을 통해 생명 활동에 사용되거나 열에너지 형태로 생태계 밖으로 방출되고, 일부 에너지만 상위 영양 단계로 전달된다. 상위 단계로 갈수록 에너지양이 감소한다.

175) Bateson. 박지동옮김 '정신과 자연' 까치 1998

생태계 관점에서 고려할 때 태양에너지에 비유할 수 있는 의료 생태계에 에너지는 무엇인가 그리고 에너지의 생태계로의 전달 루트는 어디인가.? 이로 인해서 의료제도의 본질이 손상받지 않는가 등의 의문이 있을 수 있다.

의료 생태계의 에너지 공급원은 의료제도에 참여하는 이해관계자가 얻을 수 있는 수익이다.(진료수익 을 포함한 개념) 의료제도는 안에서 끊임없이 움직이는 다양한 이해관계자의 공생, 상생 지대이다. 이것이 사회의 인프라로서 생생하게 역할을 하려면 의료소비자는 이를 유지 및 발전시키기 위한 에너지를 의료 생태계에 공급해야 한다. 에너지 공급만이 전부는 아니다. 에너지를 생태계 내에서 효율적으로 활용하는 것도 중요하다.

의료소비자는 의료 서비스를 합리적으로 제공받을 수 있는 제도로 만들려면 무엇을 고민해야 할까. 다양한 생각이 떠오를 수 있다. 어느 정도 서비스를 받아야 합리적일까. 의료기관의 공공 소유와 민간 소유에서 어느 것이 더 유리할까. 이 두 가지 옵션 중 어느 쪽이 좀 더 저렴할까. 가장 효율성이 좋으려면 어떻게 내부 시스템을 구성해야 할까. 다양한 고민거리가 있다.

이러한 고민의 종착점은 시대마다 다르나 의료공급자 우위 시대에는 의사의 합리적 선택을 기대하였다. 이때는 의사의 사(師) 자는 스승을 뜻한다고 강조하며 의사를 도덕 윤리적 틀을 통해서 견제하려 하였다. 의사를 견제하기 어려운 시대의 대응방법 이였다. 그러나 이후 이어진 정부의 제3자 관리를 통한 의료제도 속에선 대의민주주의를 통한 소위 똘똘한 사람을 선출하여 의료를 관리하였다. 그러나 최근의 종착점은 시민이며, 이들의 고민은 정치적 선택권과 의료공급자 선택권을 통해서 전체 의료를 조절하려는 움직임으로 이행하고 있다.

그러나 이러한 논리적 의문보다는 감정적으로 치우치는 경우도 있다. 상생의 관점보다는 편생의 관점에서 보기도 한다. 의료비 증가는 무조건 억제를 해야 하는 것이고 의료비 증가를 요청하는 이유는 공급자의 탐욕 때문이라고 생각하는 것이다. 물론 이러한 부분도 존재할 것이다. 그러나 정치적 도구와 포퓰리즘으로 이용하는 것도 살펴봐야 한다. 공급되는 의료비는 GDP 증가율, 활동의사 증가율, 물가 상승률, 의료의 니드 증가율 등등이 고려되어야 한다. 그러나 이해관계자를 다 만족시키기는 불가능하다.

표 5-3 각국의 의료비 증가율과 의사 증가율의 비교

국가	항목	2010	2011	2012	2013	2014	2015	2016	2017	2018	2019
대한민국	경상의료비 증가율	2.3	1.5	2.1	1.9	3.6	2.8	3.9	2.8	6.4	6.4
	의사 증가율	3.8	3.1	2.7	4.6	2.6	2.4	2.7	2.7		
일본	경상의료비 증가율	1.1	15.9	1.6	0.0	0.4	0.5	-0.5	-0.4	1.5	0.9
	의사 증가율			3.0		2.8		2.7			
미국	경상의료비 증가율	0.4	-0.3	-0.1	-0.5	1.2	1.9	2.0	-0.3	-0.7	0.4
	의사 증가율	0.4	2.0	2.2	3.2	1.3	0.9	1.1	1.6		
벨기에	경상의료비 증가율	-1.2	1.5	1.1	0.5	-1.2	-0.1	-1.4	1.2	-0.8	0.3
	의사 증가율	0.8	1.2	1.2	1.3	1.1	2.0	2.4	0.7		
프랑스	경상의료비 증가율	-0.5	-0.3	1.0	1.1	1.3	-1.0	0.3	-0.9	-0.9	-1.0
	의사 증가율	0.7	1.6	0.9	1.2	1.0	0.8	0.8	0.9	0.6	
독일	경상의료비 증가율	-1.3	-2.9	0.7	1.3	0.2	1.3	0.6	1.3	0.9	1.6
	의사 증가율	2.4	2.5	2.0	2.5	2.2	1.6	2.0	1.9		
네덜란드	경상의료비 증가율	1.6	0.8	3.0	0.4	-0.2	-2.3	-0.7	-1.9	-0.9	-0.1
	의사 증가율						2.4	1.8	1.9		
스웨덴	경상의료비 증가율	-5.3		3.1	1.7	0.3	-1.4	0.1	-0.4	0.8	0.0
	의사 증가율	2.7		2.8	3.0	2.7	2.7	-2.4			
영국	경상의료비 증가율	-0.3	-0.2	0.8	-0.7	-0.2	-0.5	-0.4	-0.4	1.8	2.6
	의사 증가율	1.0	2.2	1.1	1.3	1.9	1.7	1.2	1.7	1.7	
오스트레일리아	경상의료비 증가율	-1.5	1.3	1.6	1.0	3.1	3.2	-1.3	0.0	0.9	0.5
	의사 증가율			1.6	3.6	3.8	3.1	3.7	4.5		

출처: 경상의료비 증가율 - 해당국의 GDP대비 비율임 OECD healthdata (2020)
의사증가율 - OECD healthdata (2020)의 의료인종사자수에서 약사와 치과의사 제외

이에 표 5-3에서 알 수 있듯이 이러한 것을 반영하기 보다는 대부분 경상의료비 증가율은 거의 GDP 증가율을 참고해서 조절하고 있다. 의사의 증가율과

그 외의 것을 고려하면 오히려 개인의 수입은 줄어드는 생태계이다. 생태계로 보면 이는 닫힌 생태계에 가깝다. 이에 이를 다시 열린 생태계로의 전환은 지속가능의료생태계를 위해 풀어야할 숙제이다. 물론 의료비의 적정관리 및 건강문제로부터의 개인의 파산방지라는 의료의 본질은 당연히 지켜져야 전제이다.

2) 주요국의 의료비 억제

상생의 생태계 관점에서 생각하기 보다는 주요국의 의료의 정책적 주요목표는 의료비 억제이다. 앞의 표에서 보듯이 의료공급자의 활력이 떨어지는 생태계로 가고 있다. 닫힌 생태계에서의 운영비(결과적으로는 의료비)가 열린 생태계 비해서 낮은지 또는 높은지는 반드시 비교하여야 하지만 이러한 검토는 찾아보기 쉽지 않다.

독일의 계약 의사는 주 병원법(Landeskrankernhausgesezt)에 의해서 총액 보수 제이며 독일은 부분별 총액관리제 Sectoral Budgeting을 통해서 전체 총액을 억제한다. 이 외에도 독일도 1989년 의료개혁 법에서부터 의료비 지출을 줄이기 위해서 많은 노력을 하고 있다.[176)]

176) 독일의 의료비억제정책의 예)1989년 의료개혁법-의료비 증가억제, 보험료율 안정화, 환자본인부담금인상, 급여비 제한 등 수요억제를 목표로 한 조치 도입,1993년 공적 건강보험 구조개혁법·부문별 총액예산제 도입으로 공급자의 자율적 진료비 증가 억제,1997년 공적 건강보험 구조개혁법 재정지출 억제를 강화하기 위해 보험료율 안정화를 법제화하여 동결·인하 일부 급여항목에 대한 급여제한과 본인부담금 인상을 통한 진료비 증가 억제/2000년 공적 건강보험 개혁법-전문의 서비스 받기 전에 GP를 문지기(gatekeepers)로 사용할 경우 재정적 보너스를 제공함으로써 주치의제도(family doctor system)를 강화, 건강보험의 재정안정도를 높이기 위해 지출 및 수입구조에 대한 개혁을 추진, 의료 수가와 의약품 및 병원 부분에 대하여 지출 관리(기존의 총액계약제에서 점진적으로 포괄수가제로 전환), 보험료율 인상과 급여항목 조정을 통한 수입 관리
2004년 공적 보건의료현대화법-공적 건강보험의 재정 지출을 2007년까지 총 231억 유로를 절감하겠다는 구체적 목표를 수립 기본 방향은 환자의 본인부담금 및 본인부담금 상한선 도입, 고용주부담분의경감 폐지, 공적 건강보험의 급여범위 축소, 보충형 건강보험의 도입의 네 가지임, 건강보험조합 간 경쟁강화

프랑스도 1995년 쥐페 계획(Plan Juppé)을 통해 1996년부터 매년 법률로 차년도 '건강보험 지출 목표(ONDAM)'를 국회에서 의결하는 총량적 지출관리체계를 구축하였다.[177] 벨기에 등 대부분의 국가에서 총액 예산제, Global budgeting를 실시하고 있다.

3) 의료공급자의 선택-일을 덜하던지, 탈출하던지, 단체행동하던지

닫힌 생태계 속에서 수익이 줄어들면서 주요 인력인 의사 및 간호사는 몇 가지 선택을 하게 된다.

첫째는 일을 덜 하는 것이다. 진료 업무량을 줄이면 의료소비자는 서비스에 대기시간이 증가하게 되거나 의료 서비스의 질이 떨어진다. 이는 결국 의사의 부족을 느끼게 되고 다시 증원으로 이어진다. 이는 정부가 레드오션을 더욱 레드오션으로 만들며 비용 증가를 야기하는 부분이다. 이는 의료비 중에 가장 큰 부분은 인건비이기에 생태계가 닫힌 생태계가 되어 활력을 잃어갈수록 의료의 질 자체의 변화를 야기한다. 유럽은 의료 서비스의 양을 늘리기 위해 의료공급자의 노동생산성의 증대보다는 인원수 증원에 주로 집중한다. 의료공급자는 일은 점점 줄여간다. 사회는 부족을 느끼며 다시 증원을 하려 한다. 점점 악순환에 빠지는 듯하다.

둘째는 닫힌 생태계를 탈출하는 것이다. 독일과 이탈리아 등의 의사들은

측면에서 건강보험조합들은 구조조정을 실시, 건강보험조합 간 합병이 허용되어 건강보험조합 간 경쟁 심화 2011년 의약품시장 개혁법(Ph아maceuticals Market Reform Act)-경제성장률을 뛰어넘는 수준의 의료비 증가에 대응하기 위해 약제비지출 증가억제 방안 시행

177) http://www.financespubliques.fr/glossaire/terme/Eco_ONDAM/건강보험 지출목표(ONDAM Objetif national des dépenses assurance maladie)'를 매년 사회보장재정법(Loi de financement de la sécuritésociale)에 명시하게 했음

자국을 탈출하는 비율이 늘어가고 있다.(표 3-14) 한국도 이러한 현상이 나타나고 있다. 특히 젊은 의사들은 이러한 현실 속에 탈출을 모색할 가능성이 높다. 그러나 한국에서는 공백은 당분간 일어나지 않을 듯하다. 아마도 상당 부분의 의사, 특히 장년 이후의 의사가 일을 줄여서라도 의사 업무를 계속할 것이기에 이런 변화 초기에는 적응을 할듯하다. 그러나 필수과를 제공하는 장년층들이 줄어드는 시점에서는 느끼기 시작할 것이다. 그러나 이미 늦었을 것이다. 의료공급자는 단시간에 충족되기 쉽지 않은 인력이다.

셋째는 단체행동이다. 단체행동은 어떤 직역의 의사표시의 한수단이다. 닫힌생태계는 미래가 더 어려워질수 있음을 예상할 수 있다. 이에 의료공급자, 특히 의사의 단체행동은 점점 늘어날듯하다. 그러나 의료공백을 방지하고, 의료공급자를 국가 지휘권내에 두기 위한 강한 법규는 지속적으로 제안되고 있다.

4 민간자원 유치-우선 생각할 조화 포인트 -대기 환자 줄이기

가. 개요

세계의 주요국은 의료비의 효율성을 올리기 위한 대책으로 민간을 유치하기 위해 노력한다. 민간 자본의 참여를 독려하기 위해서 일부분을 수익사업이 가능하도록 구조화시킨다. 이를 통해 이중 삼각형 구조의 활성화를 위한 지속적 노력 중이다.

민간유치 이유

예측이 어려운 의료수요를 대비하기 위해 의료기관의 전부를 상설기관으로서 공공으로 설립 및 유지하는 것은 막대한 투자를 필요로 하며 높은 고정비를 발생시킨다. 이는 의료비 상승의 원인이 된다.

공공의료기관의 역할은 매우 중요하다. 그러나 공공의료의 본질은 필수질환을 공공의 부담으로 해결해 주는 것이다. 이 과정에서 공공이 일정 수준의 의료기관을 소유하면 좀 더 편리한 면은 있다. 그러나 모든 수요를 예측하여 보유하기에는 낭비가 너무 심하다. 예상치 못한 수요에 대비한 잉여자원도 필요하다. 이러한 이유로 민간 의료자원의 활성화 부분이 일차적으로 고려된다.[178] 또한 민간 의료기관은 의료시스템을 열린 생태계로 유지하기 유리한 통로다. 이를 통해 의료(공공과 민간 전체)를 활력을 유지하는 효과도 존재한다. 예를 들어 싱가포르의 공공의료기관은 엄격한 관리 속에 있지만 해외환자를 유치하여 숨통을 트이게 해주기도 한다. 이는 싱가포르의 의료 생태계를 활력을 유지하기 위해 열린 생태계로 유지하는 방법의 예이다.

이에 민간 자본 유치 시에는 다음과 같은 두 가지 측면에서 고려가 되어야 한다. 하나는 어떤 의료 서비스를 제공할 것인가이다. 그러나 이 부분은 논의 분야는 너무 방대하다. 논의의 범위는 필수진료이지만 이는 나라마다 다르다. 결국은 두 번째 질문인 어떤 단계에서 민간 의료기관의 서비스가 제공될 것인

178) 정상혁 (2005) 공공보건의료 서비스 확충과 민간병원 발전과의 조화 대한병원협회지 v34. no6. pp.38-48

가가 현실적인 질문이 된다. 이 부분의 논의를 위해 여러 문헌을 관찰해보면 증가하는 대기 환자 감소를 위한 노력하는 부분에서 민간 의료와 공공의료의 상생의 연결 포인트로 추천하는 문헌을 찾기 어렵지 않다.

나. 대기시간이 가장 용이한 협력 접점

한정된 자원에서 공공의료를 효율적으로 제공하는 과정에서 일어나는 필연적인 현상이 대기시간이다. 이에 대기시간을 해결에 관한 문헌을 보면 대부분 대기시간을 줄이기 위한 민간의 역할을 강조하고 있다.[179] 이럴 경우에 혼합진료의 문제점도 있을 수 있지만 대부분의 국가에서 이를 극복하며 민간 의료를 제도권 내에서도 활용하려 노력하고 있다.

1) 호주

호주의 대기시간을 보자 많은 공공 환자들의 elective surgery[180]에서 너무 오래 대기하고 있다. 이에 과거 2010년대에는 2015년까지 시간 내 치료받는 비율을 95%에서 100%로 올리기를 계획하였다. 그러나 그 이후에 2019까지 보면 대기 환자는 줄지 않았다.[181] 그만큼 대기 환자를 줄이는 것은 쉽지 않다. 그래서 국가과제이다.

179) M. Hoel 외 1인 Public Health Care with Waiting Time: The Role of Supplementary Private Health CareAugust 2003 Journal of Health Economics 22(4):599-616

180) -의학적으로 필요하지만 최소 24시간 이내에 응급수술이 필요하지 않은 경우 http://www.health.wa.gov.au/electivesurgery/docs/Elective_Surgery_patient_Information_ENGLISH.pdf)

181) https://www.aihw.gov.au/news-media/media-releases/2019/december/more-patients-longer-waiting-times-for-both-electi

호주는 대기시간을 줄이기 위한 다양한 노력을 한다. 우선 민간진료를 받는 국민에게도 일정 부분을 보조해 주고 있다. 동시에 민간 건강보험은 공공병원과 민간병원에서 민간환자(private patient) 로서 진료를 받는 환자와 메디케어가 보장하지 않는 비급여 서비스(물리치료, 치과 및 안과 치료 등)를 받는 환자에 대하여 보장한다. 이러한 공공의 제도화하기 어려운 분야의 의료적 문제 해결을 위해 민간보험의 가입을 권장하고 있다.

메디케어 혜택을 받지 못하는 의료 서비스에 대해 민간 건강보험의 혜택을 받을 수 있고 민간병원에서 입원치료를 받기 위해 기다리는 시간이 공공병원에 비해 짧고 환자가 의사를 선택할 수 있으며 개인 병실을 사용할 수 있는 등의 장점이 있다. 2019년 6월 현재 호주 인구 중 44%인 1120만 명이 민간보험(Private patient hospital coverage)에 가입된 상태이고 53%인 1360만

그림 5-4 호주의 민간보험 가입률 현황

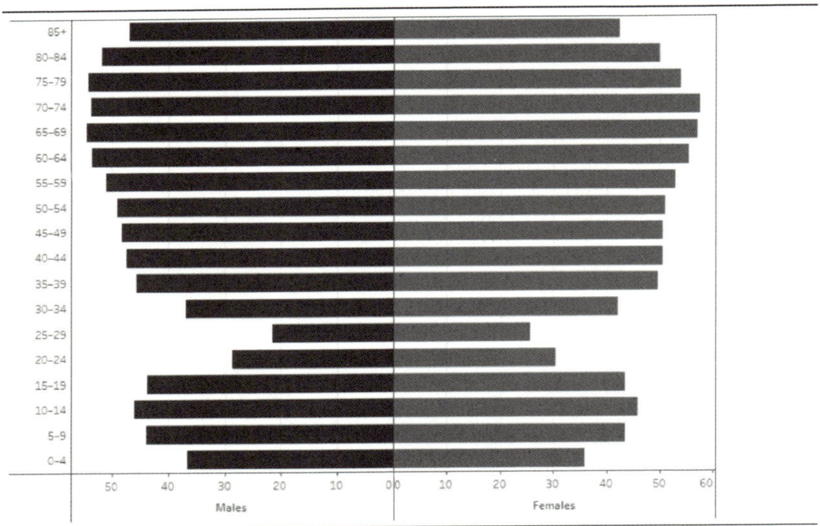

Source: Australian Institute of health and Welfare
https://www.aihw.gov.au/reports/australias-health/private-health-insurance

명이 단순한 민간보험 General treatment cover에 가입되었다.(그림 5-4) 인구구조를 보면 민간보험에 가입된 인구 비율은 25~29세 연령층에서 가장 낮았다. 이에 2019년 4월 1일부터는 더 많은 청소년이 민간 건강보험에 가입하도록 장려하기 위해 18~25세까지는 보험료를 최대 10% 낮추며 민간 가입을 독려하고 있다.

2) 스웨덴

스웨덴의 대기시간을 줄이는 것은 국가적 개선 목표이다. 2005년의 개혁으로 "0-7-90-90" 규칙이 도입되어, 환자가 보건 의료서비스를 접하는 단계에 지체가 없고(0일), 주치의(GP) 진료를 7일 안에 받으며, 그 후 90일 이내에 전문의 진료를 받고, 진단을 받은 후에는 90일 이내에 치료를 받도록 하였다. 또한 의료기관 간 대기시간을 비교 분석한 결과를 인터넷에 공개하고, 환자가 의료기관을 선택하는 데에 있어 필요한 정보를 제공하고, 이를 통해 보건 의료서비스의 질을 관리하는 노력을 하고 있다. 그러나 90일 이내에 다 해결이 안 되는 것은 여전하다. 예를 들면 전립선암 치료를 위해 northern county of Vasterbotten에서는 271일을 기다리는 경우도 있다.(국가 평균 4달 정도)

이미 스웨덴 국민들의 다수는 현재의 정부에서는 이러한 문제를 해결하기 어렵다고 생각하고 있다. 현재 스웨덴은 개인 수입의 거의 절반을 세금으로 내고 있다. 그럼에도 불구하고 스웨덴에서 민간보험 속에 가입한 사람이 약 30만명이 넘는다. 주된 가입 이유는 하나이다. 대기시간 때문이다.[182]

182) https://medicalxpress.com/news/2018-09-swedes-world-class-healthcarewhen.html

3) 캐나다

대기시간문제는 캐나다 보건 의료의 가장 고질적인 문제라고 할 수 있다. 이에 진료 대기시간 단축을 위해서 다양한 노력들을 시도하고 있다. 여러 영역의 진료 목표 대기시간을 설정하고 노력하고 있다. 예를 들면 엉덩이 / 무릎 교체 수술: 26주 이내 / 고관절 골절의 복원 수술 : 48시간 이내 / 암 방사능 치료 : 4주 이내/ 관상동맥 우회 수술: 위급도에 따라 2주~26주 이내 / 위험도가 높은 백내장 제거 수술: 16주 이내/등등 모든 주는 캐나다 보건정보 연구원(CIHI)에 이들 분야의 대기시간 데이터를 제공하고(진단영상 제외), 주민들에게 대기시간을 안내한다.

그림 5-5 캐나다의 대기시간 증가(1993-2019) 및 임상과별 대기시간(2019)

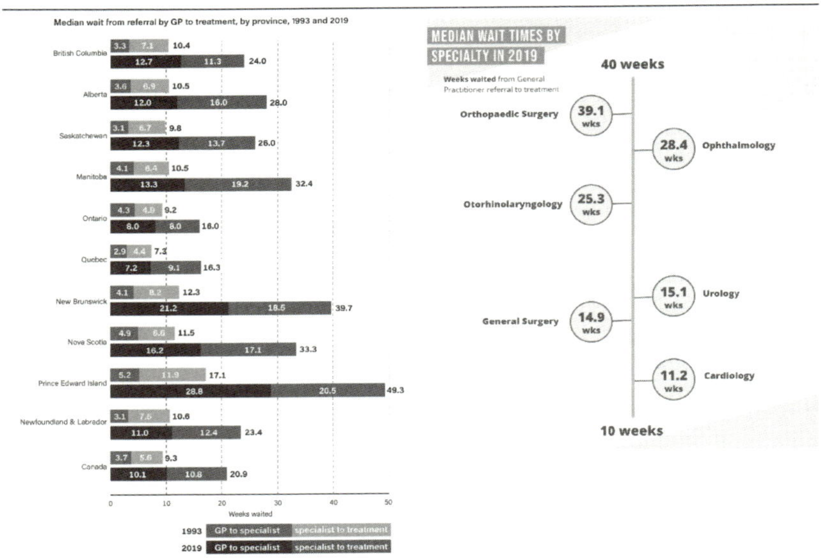

Sources: The Fraser Institute's national waiting list survey, 2019; Waiting Your Turn, 1997

그러나 이러한 노력에 비해 대기 환자는 대기시간은 오히려 늘려간다. 그림 5-5는 캐나다가 대기시간을 줄이기 위한 대대적 노력에 비해 초라한 성적표를 보여준다. 오히려 30년 전보다도 몇 배가 더 증가된 상태이다. 이를 통해서 공공의료의 질적인 대기시간과 이를 대응하기 위한 의료비 상승은 심각하다. 우리보다 더 많은 돈을 쓰고 의료의 질이 떨어진다면 이는 심각하게 고민해 봐야 하는 사항이다. 미래 한국의료는 과연 이런 것을 고민하여 만들어 가고 있는가?

대기 환자를 줄이는 부분은 공공의료와 민간의료운영에서 가장 일차적으로 고려해야 하는 부분이다.

5 선택권

가. 의료에서의 선택권[183]

의료에서도 선택권은 의료를 발전시키는 동인이다. 집단은 선택을 통해 최우수 개체를 선택하여 집단을 이끌어 가기도 하고 최하위 개체를 탈락시켜서 집단의 질저하를 닥기도 한다. 이에 환자의 선택권은 건강할 권리로서도 중요하지만 다른 한쪽에는 제도의 발전을 위해서도 꼭 필요한 권리이다. 이에 환자의 권한으로 명시가 되어 있다. 대부분의 국가에서 의료 관련 정보제공을 강화하는 현상은 이렇게 명시된 선택권을 행사할 수 있도록 독려하는 것이다.

183) 소비자 선택권중의 주요한 한축인 정치적 선택권은 여기서는 기술하지 않는다.

의료소비자의 선택을 돕기 위해서 제공하는 내용은 무엇이 있을까. 선택에 필요한 의료 사용자의 정보는 다양할 수 있다. 의료 사용자에게 제공되는 정보에는 여러 가지 측면이 포함된다.

선택시 필요한 정보는 좀 더 간단하게 이야기하면 질, 저가, 편이, 접근성이라고 이야기하는 학자도 있다.[184)] 좀 더 자세히 기술하는 학자도 있다. Van Ginneken 등(2014)은 환자에게 제공할 수 있는 정보의 10 가지 유형을 다음과 같이 이야기한다.[185)]

(a) 병원 임상 결과에 대한 정보
(b) 개별 제공자(예 : 의사)의 질에 대한 비교 정보
(c) 병원에 대한 비교 정보
(d) 대화형 웹 또는 연중무휴 전화 정보
(e) 수집된 환자 만족도에 대한 정보
(f) 제도적 제공 및 혜택에 대한 정보
(g) 구매 조직에 대한 비교 정보
(h) 병원의 질에 대한 비교 정보
(i) 병원 대기 시간에 대한 정보
(j) 자신의 의료 기록에 대한 환자 접근

의료의 정보는 불완전하다. 예를 들면 유명한 병원은 상대적으로 중증 환자가 많기에 진료 수행이 그렇지 못한 곳보다 완치율이 낮게 나오는 경우가 있다. 그렇다고 이를 수준이 낮은 병원이라고 할 수는 없다. 이렇듯 의료를 판단하는 것은 쉬운 일이 아니다. 심지어는 평가자가 동일한 수준의 같은 분야 전

184) Coddington, et al (2000) Beyond managed care, josseyBass publisher 45p

185) Van Ginneken et al (2014) Trends and patterns in EU28health systems and Iceland, Norway and Switzerland. Copenhagen, World Health Organization, on behalf of the European Observatory on Health Systems andPolicies. In Press.

문가라도 평가하기 쉽지 않다. 그럼에도 불구하고 정보를 열심히 제공한다. 정보를 제공하는 것은 제공하지 않는 것보다 낫다. 정보를 통한 각각의 단계에서 헬스 리터러시의 증대와 의료진의 모니터링이 되는 부가적 효과도 무시하지 못하기 때문이다.

나. 선택권을 위한 주요국의 적극적 노력-의료 정보의 제공

1) 대만

대만은 이러한 선택권을 위해서 의료 정보 제공에 노력한다. 서비스 질 측정지표를 개발 및 관리하고 이를 중앙건강보험서 홈페이지를 통해질 관련 정보를 공지한다. 의료 서비스 질 관리 강화 방안을 마련하여 분기별로 감독하고 있다. 전문 의료 서비스의 질을 확보하기 위한 임상치료 지침 제정하여 운영하고 있다. 이러한 다양한 질 지표를 개발하여 측정하고 공표함으로써 소비자에게 정보를 제공하고 보험자와 의료기관 간의 협상 과정에 활용하고 있다.

2) 독일

독일은 의사와 환자의 정보 비대칭 문제를 지원하기 위해 AOK[186]를 통해 환자에게 필요한 정보를 제공한다. 쾰른에 위치한 AOK 서비스센터(AOK Clarimedis center)가 그러한 문제를 해소하기 위한 역할을 담당함 24시간 365일 콜센터를 운영하고 있다. 주로 환자에게 알려주는 것은 주로 질병 관련 의학적 내용이며 그리고 해당 병원의 만족도이다.

186) 독일의 대표적 공적 건강보험조합이다. AOK서비스센터는 고객불만족 응대센터이다. http://www.aok-bv.de/aok/english/

3) 영국

2005년 국가보건 의료 정보화 전략을 추진하기 위해 'NHS Connecting for Health'을 설립하여 NHS 제공자 전체에 걸쳐 표준 데이터 체계를 개발하였다. 'NHS Connecting for Health'의 주요 기능은 임상정보관리 프로그램 관리, 전자건강기록의 유지 및 개발에 관련된 사항 관장, 국가전자건강도서관 기반을 통한 온라인 지식/정보 제공 그리고 국가적인 정보화 하부구조 개발과 교육 훈련 및 기술 개발을 주요 임무로 30,000개 일반의(GP)와 300개 병원을 이용한 환자들의 정보는 NHS Data Dictionary로 정의된 데이터 셋으로 저장한 후 이차적인 데이터 가공절차를 통해 분기별로 환자들에게 제공되었다. 그러나 2009년에는 임상적 혜택을 제공하지 못하고 개인의 정보 보안 문제 등 여러 문제에 봉착하면서 해체되었고 일부 프로젝트는 Health and Social Care Information Center에 인수되었다.

결국은 실패하였지만 조세기반 공공의료 국가에서도 통합된 정보제공의 필요성을 인지하고 시도한 사례로 의미가 있다.

다. 제대로 된 선택권을 위한 정보는

의료소비자는 선택권을 제대로 활용하기 위해서 다음 두 가지 질문이 필요하다. 첫째는 소비자가 잘 선택할 수 있도록 하기 위해서 어떤 정보를 주어야 하는가(소비자가 필요한 정보), 둘째는 제대로 된 혁신 동인이 되기 위해서는 어떤 대상을 선택해야 하는가(소비자의 선택 대상)이다. 우선 전자를 살펴보자.

1) 소비자가 필요한 정보는 무엇인가

소비자가 의료를 선택하는 경우는 두 경우로 나눌 수 있다. 하나는 경증의 경우이다. 이 경우는 다양한 지식을 통해서 본인이 선택한다. 의료의 질로 선택하기도 하고, 거리가 가까운 곳을 선택하기도 하고[187] 시설의 편리함으로 선택하기도 한다. 또는 병원을 가지 않고 자가 치료를 하기도 한다. 의사의 선택도 다양하다. 이렇듯 경증은 주로 직접 선택한다. 경증은 의료의 질까지 포함하여 소비자가 직접 판단하므로 정보를 직접 제공받는 것은 중요하다.

다른 경우는 중증질환의 경우이다. 중증질환의 경우 적절한 의료 서비스 선택은 의료소비자에게는 벅찬 일이다. 정보제공도 쉽지 않지만 정보가 제공되어도 이를 소화하기 위해서는 수준 높은 지식이 요구되기 때문이다.[188] 그러나 의료소비자 개인 측면에서 선택이 중요해질 때는 경증이 아닌 중증질환일 때이다. 중증을 위한 선택은 쉽지 않다. 이에 최선의 선택을 해줄 위임자, 대리인을 선택하게 된다. 따라서 중증질환에서는 대리자 또는 기관을 선택할 수 있는 필요정보를 주는 것이 실질적인 선택권 행사에 도움을 준다. 중증질환은 의료비용이 많이 든다. 따라서 합리적 선택이 이뤄진다면 이러한 비용을 상당 부분 감소시킬 수 있다.

대형병원의 브랜드를 신뢰하여 선택하는 것도 대형병원으로 위임하는 것이며, 또는 보험사를 선택하여 서비스를 받는 것도 보험사에 위임을 하는 것이

---

187) European Commision (2015) Competition among health care providers Investigating policy options in the European Union 48p

188) European Commision (2015) Competition among health care providers Investigating policy options in the European Union 77p

다. 환자의 직접 선택 대신 대리자를 선택하여 간접 선택하는 다양한 예이다. 영국의 1990년대에 시도한 영국의 내부시장 개념에서 도출된 GP fundholding도 의료공급자의 일부인 이들에게 환자 대신 의료 서비스 구매자로 위임한것이다. 대리 선택을 해주는 것이다. 환자 대신 이들의 합리적 선택을 통하여 경쟁을 통한 효율성 증대를 유도하려 했다. 의료에서 소비자의 직접 선택은 전문 대리인 만큼 효율적이지 못하다는 생각을 기초로 시행된 제도의 예이다. 스웨덴도 비슷하다. 1990년 개혁 이후로 공급자와 구매자를 분리시켰다.[189] 그리고 민간 의료기관 설립을 독려하면서, 공공의료기관과 민간 의료기관의 경쟁을 유도하고 있다.

그러면 대리인 위임인을 통한 선택 시에는 어떤 문제가 발생할까. 이러한 문제를 정보경제학의 주인-대리인 문제에서 다루고 있다. 간단히 이야기하면 대리인이 주인을 위해서 판단하지 않는 경우가 생기는데 이를 위한 개선을 다루는 분야이다. 결국은 중중에서는 선택을 대리하는 위임자 시스템(또는 조력자 시스템)을 개선하는 것, 즉 대리인 문제를 해결하는 것이 효과적 선택권의 보장이 된다. 그렇지 않으면 TV 스타가 명의가 되는 우를 낳는다.

2) 선택권이 제대로 된 혁신 에너지가 되기 위해서는 어떤 대상을 선택해야 하는가(소비자의 선택 대상)

미래의 상생 경쟁의 구도에서는 의료소비자는 여러 개 중 하나의 군(群)을 선택하게 된다. 소비자 선택 시 군(群)의 요소 중 어느 이해관계자를 선택하는

189) 이현주외6 주요국 사회보장제도 5스웨덴의 사회보장제도 2018년 한국보건사회연구원287p

것이 선택권의 취지를 살리기에 가장 이상적일까. 질문을 바꿔서 하면 어떤 이해관계자가 군(群)의 리더가 될 때 의료가 가장 효율적으로 운영될까의 질문이다. 또 다른 표현으로 질문하면 보험사 중심의 가치사슬과 병원 중심의 가치사슬 중 어느 것이 효율적 구성인가를 묻는 질문이기도 하고, 또 달리 질문하면 full cycle of care를 제공하기 위해 보험사 주도 가치사슬이 유리한가 아니면 병원 주도의 가치사슬이 유리한가에 관한 질문이기도 하다. 이를 고민하기 위해서 다시 복지제도의 원론으로 잠깐 돌아가야 한다.

복지는 금융 시스템을 통해 본질을 실현시킨다. 사회복지의 목적을 달성하기 위해서 일반적 금융상품과는 다른 부분은 있지만 근본적으로는 금융이다. 복지제도의 대표적 4대 상품은 모두 금융상품이다. 의료제도도 역시 금융을 기반으로 한 제도이다. 따라서 의료제도 내에서 가치사슬 구성 시 주체는 금융기관, 즉 보험사 또는 보험사 유사기관이 유리하다. 보험사는 분절된 의료를 통합시켜 full cycle of care 서비스를 구성하기 위한 통합의 리더십을 가지기에 유리하다. 다만 몇 가지 전제조건이 필요하다.

첫째 보험사(또는 유사기관)는 경쟁의 주체이므로 규제 기관이 돼서는 안 된다. 규제 기관이 되지 않고 의료 서비스 제품 개선 기관이 되려면 단일보험사의 독점구조에서는 실행이 어렵다. 보험사가 필드에 뛰는 선수나 감독이 되어야 한다. 심판을 보는 것은 혁신에 불리하다. 그러나 대부분의 보험사(정부)는 선수보다는 심판을 하려 한다. 심판이 좀 더 쉽기 때문이다. 선수는 틈새를 찾아서 개선하고 공격하지만 심판은 그렇지 않다. 네덜란드가 보험사를 심판에서 선수로 바꾸는 형태로 전환하면서 의료개혁을 성공했다. 반면 영국의 개혁 결과는 만족스럽지는 못하다. 영국 NHS는 1990 년대 이전에 의료 서비스 제공자 간에는 경쟁하지만 '건강 보험'(영국 지역 보건 당국) 간에는 경쟁하지 않는 형태였다. 이에 내부시장(internal market) 제도를 도입했다. 그러나 결과는 품질을 강조하지만 가격은 강조하지 않는 시스템으로 이동하면서 내부시장 제도는 경험으로 끝났다.

보험자(지불자)가 단일 객체인 영국은 선수였던 의료공급자의 일부를 심판 및 감독으로 끌어들이는 제도(internal market, 임상 커미셔너, PCT)로 전환하였다. 지불자는 아직도 그냥 심판으로 남아있다.[190] 지불자(보험자)는 선수여야 한다.

둘째 이러한 보험사는 단수여서는 안된다. 복수여야 한다. 그리고 이들이 경쟁관계에 있어야 한다.

경쟁을 도입하려는 국가들은 대부분 복수 보험제를 통해 보험사 선택을 하는 구조로 재편되고 있다. 네덜란드, 벨기에, 독일의 소비자는 1년에 한 번씩 보험자를 선택할 수 있다.

셋째 보험사와 병원을 포함한 가치사슬 간의 경쟁은 full cycle of care 로서 평가받아야 한다.[191]

이는 병원과의 밀착과 협력을 유도하기 위함이다. 그러나 대부분의 경우 밀착된 경우는보다는 주로 이익과 비용을 놓고 서로 다투는 모습을 보여준다.

190) European Commision (2015) Competition among health care providers Investigating policy options in the European Union 47p

191) Michael E. Porter and Elizabeth Olmsted Teisberg(2006) Redefining Health Care: Creating Value-Based Competition on Results Havard Business School Press

독일의 경우에도 병원 수익을 올리기 위해서는 해당 병원이 많은 진료를 했음을 보여주어야 질병금고(보험사)로부터 금액을 더 받을 수 있다. 이는 독일만의 경우는 아니다. 이는 의료는 의료 서비스 제공 기관인 의료진과 병원만을 경쟁의 주체로 본 결과이다. 보험사는 규제 기관의 역할을 하려 하는 성향이 널리 퍼져 있다.

이러한 중요한 보험사를 선택하는 일이지만 보험사를 선택의 대상으로 연구된 문헌은 많지 않다. 주요 논거는 대부분 병원 부분을 중심으로 이뤄졌다. EU의 건강관련 보고서도 보험사 선택 부분은 빼고 논의 한다. 논의자체가 어렵기 때문이다.[192] 온전히 일치하지 않지만 구조의 이해를 돕기 위해서 자동차 보험을 예로 들어본다. 누구나 자동차 보험의 기본형은 들어야 한다. 이러한 기본형내에서 일정한 규율 내에서 서비스를 만들 수 있고 이를 다양한 손해보험사가 자동차 수리하는 곳(카센터)와 협의하여 서비스를 제공한다. 이 과정에서 보험사와 카센터는 타 경쟁자 군(群) 과의 차별점을 만들기 위한 끊임없는 노력을 함께 하게 된다. 이런 점진적 발전 속에 소비자가 혜택을 받는다. 의료도 그래야 한다.

라. 선택권을 혁신에너지로 사용하기 위한 두 가지 조건

1) 표준화

선택권이 작동하기 위한 가장 기초적인 토대는 표준화이다. 제공되는 진

192) European Commision (2015) Competition among health care providers Investigating policy options in the European Union 15p

료절차와 서비스 종류도 일정 정도의 범위 내에서는 표준화되어야 하고 가격도 표준화되어야 한다.

표준화가 되었다고 표준화된 규격진료만 한다고 생각하면 안 된다. 여기서는 비교를 가능하게 하는 방법으로서 표준화를 이야기하고 있다.

표준화된 제품은 full cycle of care이어야 하고 이를 위해서 군 단위 경쟁이 유리한 점은 앞에서 기술한 것을 참고하기 바란다. 표준화는 쉽지 않지만 대부분의 주요국에서 진행이 되고 있다. 벨기에의 경우는 건강보험 급여목록에 8,000 종 이상의 급여 서비스를 명시하고 있으며 조건부 급여와 비급여 항목을 명시한 것도 표준화 노력이다.[193] 독일도 일찍부터 표준화를 하고 있다.[194] 급여 자체도 포괄적 패키지로 공급한다. 질병예방 및 검진의 급여내역은 사회 보건법에 대상 질환 및 집단, 진단 간격, 횟수까지 비교적 세세하게 규정이고 있다. 연방 공동위원회는 공적 건강보험에서 급여하는 항목에 대해 지속적으로 재평가를 하고 필요시 세부사항에 대한 새로운 지침을 발표하여 준수하도록 하고 있다. 대부분의 주요국들도 표준화를 하고 있다.

미국은 주요국 중에서 몇 안 되는 비교 가능한 표준화가 되어있지 않은 국가이다. 의료소비자는 비교 자체가 불가능하다. 이는 분절된 의료 제공 때문이다. 의사진찰비,처방료,입원료,외래비검사비,앰브런스비… 모든 비용이 다 각각이다. 한 예로 메디케어를 들 수 있다. 메디케어도 병원 입원 서비스를 보

193) 주요국의 건강보장제도 현황과개혁동향 벨기에2014 임승지외2인 국민건강보험공단 건강보험정책연구원9p

194) 주요국의 건강보장제도 현황과개혁동향 독일 2014 김성옥외2인 국민건강보험공단 건강보험정책연구원 9p

장하는 파트 A와 의사 서비스를 보장하는 파트 B로, 이 둘을 합친 파트 C, 그리고 처방의약품에 대한 보장을 제공하는 파트 D가 있다. 세부적으로 들어가면 더 분절이 되어 있다. 이러한 분절은 표준화를 어렵게 하여 비교도 어렵게 했지만 동시에 다른 서비스의 끼워팔기를 가능하게 했다. 앰뷸런스 비용, 법무비용, 진료의 경중에 따른 보험료 지급 방법의 변경 규정 등등이다. 이들 분절된 서비스는 비교를 무력화 시킨다. 분절화된 서비스는 비용 상승의 주요 원인이기도 하지만 동시에 비교불가함으로 소비자의 시야와 관리에서 벗어나는 효과도 있다.

결국은 전 국민 강제보험이 안 되어 있는 상태에서의 이러한 구조는 보험사들의 경쟁이 질의 경쟁이 아닌 시장점유율 경쟁으로 진화시켰다. 이것이 오늘날의 미국의 의료의 모습을 만들어 냈다.

2) 개인 의료기록(PHR) 이전 용이성

이전이 용이하여야 선택권이 혁신의 힘으로 작용한다.

싱가포르의 EMR

싱가포르는 이러한 이전이 매우 용이하다.[195] MOH Holdings(MOHH)는 싱가포르 보건부 산하의 정부 소속이며, 정부 재원으로 운영되는 지주회사로 공공병원 관리를 총괄하고 있으며, 산하에 공공병원을 소유하고 있다. MOH Holdings(MOHH)의 주요사업 중 하나가 환자마다 하나의 전자진료기록(Electronic Medical Records: EMR)을 갖도록 하고 이를 모든 의료기관

195) https://www.mohh.com.sg/

이 공유하도록 하는 사업을 진행하고 있다.

벨기에의 GMF[196)]

벨기에는 포괄적 의료 정보 파일(Global Medical File, GMF) 구축하였다. 의학적, 사회적, 행정적 환자 정보의 활용과 접근도를 높임으로 1 차 의료의 질(Quality)을 최적화 시키고, 불필요하거나 중복되는 진료, 모순된 처방 등을 방지하기 위한 목적으로 1999년 만들어졌다. 환자 동의하에 한 명의 개원의가 해당 환자의 GMF를 보유하며, 환자를 담당하는 다른 의사와는 관련 정보를 공유하였다. 개원의는 환자의 GMF 관리에 대한 비용을 정보관리료로서 환자에게 받고 환자는 지불한 정보관리료를 질병장애보험공단(National Institute for Health and Disability Insurance, NIHDI)으로부터 모두 상환 받는다. 또한 환자는 본인의 GMF를 관리하는 의사에게 진료받을 경우 본인 부담금의 30%를 감면받는다. 환자의 정보가 한 군데에서 관리되고 있는 좋은 예이다.

독일 전자 보험카드[197)]

환자권리 강화 및 환자 정보 체계화, 진료기관 간 정보 공유를 목적으로 1995년에 시작하여 2014년에 전면 도입하였다. 이를 위해 전자 건강 카드(elektronischeGesundheitskarte, eGK)을 도입했다. GP, 전문의, 병원, 실험실 등 환자와 관련된 기관 간 환자에 대한 정보의 공유 등을 위해 점차적으로 확대하고 있다.

196) 주요국의 건강보장제도 현황과개혁동향 벨기에2014 임승지외2인 국민건강보험공단 건강보험정책연구원26p

197) 주요국의 건강보장제도 현황과개혁동향 독일 2014 김성옥외2인 국민건강보험공단 건강보험정책연구원 11p

2011년 전자건강 카드는 전자적 처방 및 환자 기록 관리 등의 계획이 수집되는 정보의 안전성 증명 문제로 중지되었지만 2011년 10월 연방보건부의 주도로 다시 보강하여 건강보험 조합에서 다시 전자카드를 발급한다. 이를 통해 전자건강기록에 접근할 수 있다.

대만이 예정 중인Health Cloud[198)]

대만의 위생복리부는 의료이용에 대한 효율적 관리를 구축하기 위하여 'Health Cloud' 계획을 추진하고 있다. 이를 지원하기 위하여 중앙건강보험서는 환자의 과거 의료기록을 의사와 약사가 확인할 수 있는 'NHI Pharma Cloud System'과 의료비용 심사(감사)를 온라인상에서 할 수 있도록 다양한 정보들을 통합한 Electronic Medical Record' 등의 개발을 지원하고 있다.

198) 주요국의 건강보장제도 현황과개혁동향 독일 2014 정현진외3인 국민건강보험공단 건강보험정책연구원 123p

에필로그

한국의료에 필요한 두 가지

책을 발간하면 얻을 수 있는 오해들이 있을 듯 하다. 한국의 의료는 잘 돌아가는데 무슨 위기냐라고 반문할 수 있다. 또는 의사의 위기를 의료의 위기로 포장해서 이야기한다고 비난받을 수도 있을듯하다. 의사들 잘 사는데 의사가 위기이냐 라고 또 다른 오해를 받을 수도 있을듯하다. 또는 현재 정책을 집행하는 곳에서도 비난받을 수 있겠다. 그러나 필자는 어떤 한쪽을 지키려 글을 쓴 것은 아니다. 그렇다고 중립적 포지션을 통해 다양한 이해관계자로부터의 비난을 피해가려는 생각도 없다. 필자는 근본적 구조의 개선이 현재의 의료복지의 문제를 해결할수 있다고 생각한다. 더불어 목표를 위한 실질적 실행을 위해서 단계적 변화관리가 필요함을 역설하고 있다.

필자가 기술한 것은 충격에 약한 대한민국의 구조이다. 아마도 타임머신을 타고 돌아가 보면 초기 정착은 어쩔 수 없는 선택이었을 것이다. 그러나 위기라고 느낀 것은 닥쳐올 어려움을 못 느끼는 국민과 영리 의료만 시행되지 않으면 의료비는 증가하지 않는다는 잘못된 생각이 퍼져있는 현실이다. 그리고 그 결과를 우리는 지금 보고 있으며, 옳지 못한 판단에 의해 유발된 어려움은 지금부터 더욱 체감될 것이다.

의료의 갑론을박에서 보면 본질의 이해보다는 진영논리에 휩싸인다. 진영논리는 정치에만 있는 것은 아니다. 본서는 그러한 가장 큰 위험요소를 줄이기 위해서 쓰였다. 글의 목적은 비난하기 위함이 아니다. 현재 한국의료가 처한 어려움의 돌파구를 찾기 위해 두 가지를 적었다. 하나는 진단이다. 제대로 된 진단과 이에 대한 국민적 공감대 형성을 위해서 의료제도의 시작과 이념적 배경부터 오늘에 이르기까지의 한국의료의 정확한 좌표와 반성이 필요했다.

다른 하나는 이를 바탕으로 한 미래설계이다. 의료의 구조는 결국 이해관계자의 조합이다. 이해관계자의 조합과 이를 잘 운영하기 위한 기본 문화와 제도가 해법으로 제시되어야 한다.

의료제도의 본질 개념이 부족하면 논리가 아닌 감성 싸움으로 변하는 안타까운 일이 생긴다. 예를 들면 의료기기나 제약은 국경을 넘어갈 수 있다. 그러나 병원은 다르다. 병원은 기본적으로는 지역상품이다. 이런 속성을 무시하고 산업화라는 일시적 흐름 속에 흔들려 이를 수출하려고 한 정책도 있었다.

서비스업은 국경을 넘어갈 때 시스템을 수출한다고 하지만 사실은 물류나 라이선스만 넘기는 경우가 많다. 이게 상식이다. 그래서 서비스 수출은 매우 어렵다. 국민건강보험의 몇 만 원 수준의 건강검진 충분하다고 아무리 홍보해도 다른 국가기관에서는 1회 검진에 1천만 원이 넘는 건강검진이 나온다. 이러한 현상을 받아들이는 것이 이성적 판단이다. 단일 삼각형 의료구조의 유지가 어려운 이유를 멀리서 찾지 않아도 쉽게 알 수 있다.

스웨덴의 의료 지표가 좋다고 하지만 병가 일수는 나날이 증가한다. 특히 유럽 축구 결승전 전날의 병가는 특히 많은 것은 아이러니하다. 건강하면 병가가 많으면 안 되는 것이 아닌가 질문을 던져본다. 의료의 영역에서 무엇을 가감해야 하는지 짐작하게 해준다. 필자는 복지를 반대하는 것이 아니다. 나의 세금이 가짜 환자에게 가는 위험성을 경계해야 함을 이야기하고 있다.

의사는 보험을 미끼로 비보험을 늘리는 것을 경영을 잘하는 일이라고 착각한다. 정부는 의사를 잘 다루면 행정을 잘한다고 평가 받는다. 물리학의 관성의 법칙처럼 개선 없는 현상 유지는 편하다. 적어도 당분간은 그렇다. 관성의 법칙은 의료소비자 측에서도 나타난다. 의료소비자는 의사라는 기득권을 줄이고 희소성을 없애려 한다. 소비자는 의사의 수입을 낮추면 의료비가 줄어들 것이라고 생각한다.

의료제도의 본질과 이에 대한 현재의 상태가 공유가 되지 않는다. 각각 자기 입장에서만 전체를 바라본다. 골든 타이밍은 놓쳤다. 버퍼링 할 시기도 지나가고 있다. 냄비 안 생터계는 끓기 시작했다

올해는 OECD의 평균 의료비를 넘어간다. 한국은 더 이상 의료비가 낮은 국가가 아니다. 소비자 의료비 증가는 이미 체감되기 시작했다. 의료공급자인 의사들도 모이기 시작했다. 환자 진료수입 때문에 길거리로 나올 수 없었던 과거의 비하면 매우 많은 숫자가 모인다. 아마도 이를 저지하기 위한 방법으로 더 많은 의사 관련 규제가 생길지도 모른다. 악순환이 시작됐다. 악순환을 끊을 미래의 의료구조부터 그려봐야 한다. 의료인 증원보다 훨씬 중요하다. 단기, 중기, 장기의 미래 그림이 있어야 한다.

단기적으로는 한국의 미래 구조도 주요국들이 구축해 놓은 이중 삼각형의 기본 구조가 좋은 예가 될 것이다. 아직 주요국의 이중 삼각형 의료구조를 뛰어넘을 혁신적인 제도가 없다. 그러나 한국은 단기적 단순한 구조의 일시적 성과에 취해 있는듯하다.

미래 의료제도가 과거의 연장선상의 구태의연한 보조금 공화국이 되지 않기를 바란다. 의료제도는 중요하다. 당신의 늘어난 수명의 상당 부분은 태어난 국가에 보건 의료제도 달려있다.

변화의 시기이다. 미국은 제도를 잘못 추진한 결과 미국의 의료는 공유지의

비극을 경험하게 되었다. 한국도 그렇지 않기를 바란다. 미루지 말자. 다음 정부라고 하는 것의 동의어는 미래세대로 미룬다의 동의어임을 잊고 있는듯하다. 위기 때는 몸집은 줄인다. 그래도 머리는 키워야 한다. 이 책의 이후로 국민과의 집단지성을 모으는 방법을 고민해 봐야 할듯하다.

읽어주시고, 같이 고민해 주신 독자께 감사드린다.

2021. 10. 연구실에서. 윤인모 배

저/자/소/개

윤 인 모

저자는 가톨릭의과대학교를 졸업하고 서울성모병원에서 수련한 전문의이며 동대학의 예방의학과 외래교수이다.
이에 더하여 경영학 석사(뉴욕주립대), 경영학박사(서울과학종합대학원) 학위를 취득하였다.
현재는 미래지역사회복지전문가를 지향하며 사회복지사 & 사회복지학과 학사 과정에 있다
이 책에서는 경영학, 의학, 사회복지학 시각에서 의료제도를 조망하고 있다.
컨설팅사와 대기업 신사업쿠 고문, 건강보험심사평가원 미래위원회 위원, 연세대학교 보건대학원 겸임교수, 가천대학교 겸임교수, 보건복지인력개발원 의사경영자 과정 주임교수, 한국관광공사 의료관광플랫폼위원회 간사, 대한의사협회 상임이사로 활동하였다.
저서로는 한국 헬스케어 산업의 미래 경쟁력(삼성경제연구소 2005), 대한민국 의료산업 세계의 강자를 꿈꿔라(2010-문화관광부 우수학술도서), 미래 의료생태계 건강플랫폼(2013) 외에 다수의 저서가 있다.

리셋 for 미래 한국의료복지
체형에 맞는 옷으로 갈아입어야 할 시간

2021년 11월 16일 | 1판 1쇄 인쇄
2021년 11월 18일 | 1판 1쇄 발행

지 은 이 | 윤인모
발 행 인 | 김은중
발 행 처 | 서울경제경영출판사
북 디 자 인 | (주)우일미디어디지텍

주 소 | 03767 서울특별시 서대문구 신촌로 205, 506호
전 화 | 02)313-2682
팩 스 | 02)313-8860

등 록 | 1998년 1월 22일 제5-63호

ISBN : 979-11-6282-096-4 (93510) 정가 16,000원

※ 잘못된 책은 바꾸어 드립니다.